古代名家急危重症医案选评

盛增秀　江凌圳　主　编

王　英　竹剑平
　　　　　　　　　副主编
陈永灿　余丹凤

U0305991

中医古籍出版社
Publishing House of Ancient Chinese Medical Books

图书在版编目（CIP）数据

古代名家急危重症医案选评 / 盛增秀，江凌圳主编 . —北京：
中医古籍出版社，2021.12

ISBN 978-7-5152-2291-2

Ⅰ.①古… Ⅱ.①盛… ②江… Ⅲ.①急性病—医案—汇编
中国—古代 ②险症—医案—汇编—中国—古代 Ⅳ.① R278

中国版本图书馆 CIP 数据核字（2021）第 206040 号

古代名家急危重症医案选评

盛增秀　江凌圳　主　编

王　英　竹剑平　陈永灿　余丹凤　副主编

责任编辑　刘　婷
封面设计　韩博玥
出版发行　中医古籍出版社
社　　址　北京东直门内南小街 16 号（100700）
电　　话　010-64089446（总编室）　010-64002949（发行部）
网　　址　www.zhongyiguji.com.cn
印　　刷　廊坊市鸿煊印刷有限公司
开　　本　710mm×1000mm　1/16
印　　张　16.75
字　　数　340 千字
版　　次　2021 年 12 月第 1 版　2021 年 12 月第 1 次印刷
书　　号　ISBN 978-7-5152-2291-2
定　　价　76.00 元

前　言

　　中医药学是我国传统文化的璀璨明珠，医案又是中医百花园中的奇葩，国学大师章太炎对此有极高的评价，尝谓："中医之成绩，医案最著，欲求前人之经验心得，医案最有线索可寻，循此钻研，事半功倍。"清代医家周学海也曾说过："宋以后医书，唯医案最好看，不似注释古书之多穿凿也。每部医案中，必有一生最得力处，潜心研究，最能汲取众家之长。"的确，医案是历代医家活生生的临证记录，最能反映各医家的临床经验，对临证有着重要指导意义和实用价值。

　　众所周知，在不少人的心目中，认为中医是"慢郎中"，治不了急危重症，其实这是一种偏见。为此，我们广泛搜集和认真阅读了古代名家有关医案，事实雄辩地证明，中医不仅能治疗急危重症，而且特色鲜明。当然，现代由于多数病例采取了中西医结合治疗，疗效无疑有很大的提高，这是时代和科学发展的必然结果。但需要指出的是，中医治疗急危重症有其自身的特点，尤其是治疗费用普遍较低，不少疗法具有简、便、廉、验的优势，很值得传承精华，守正创新。兹将本书编写中有关情况，概述如下：

　　一、全书收录以内科为主的急危重症医案凡九种，包括高热、神昏、厥脱、抽搐、喘促、出血、痧症、痛症和中毒。每个病种先简述其主要病因病机和临床表现等，每则医案先录原文，标明出处，并根据编者的学习心得，结合临证体会，对该案进行评议，旨在阐发辨证施治要点和处方用药特色，辨异同，明常变，有分析，有归纳，使人一目了然，从中得到启迪。

二、九个病种之间，其辑录医案有相互交叉的情况，如神昏案可伴见高热、抽搐、厥脱等症，在具体分类时，是以主症为依据，因此学习时应互相参考，不可截然分割。

三、每则医案的标题为编者所加，系针对该案的病因、病机和治法等，加以提炼而成，意在提挈其要领，突出其特色，起到提示作用。

四、古案中有些药物如犀角、虎骨、金汁等现已禁用或不用，读者可酌情寻求代用品，活泼泼地予以变动为是。

五、由于所辑医案时代跨度较大，其作者生活的地点亦不相同，因此对于同一药物称谓不甚统一，为保存古籍原貌，不便用现代规范的药名律齐，对原文中的异体字、通假字和地方名等，未作改动，但评议中已按现代通行用法做了修改。读者当借助中药辞典等工具书，予以辨识。

诚然，编者在编撰本书时花了很多精力，力求保证书稿的质量，但限于水平，书中缺点和不足之处在所难免，敬请读者指正。

编委会
2021 年 4 月 6 日

目　　录

高 热 案

高热是临床上常见的急症之一，现代医学认为体温骤升到39℃以上即为高热。中医学包括医案中罕见"高热"这一症名，一般多以"壮热""大热""身灼热""身热如焚""体若燔炭"等表述之。本症外感病、内伤病等均可出现，尤其是外感热病最为多见。古代医家治疗高热，对其病因病机、治法方药均积累了丰富经验，这充分体现在名家医案中，兹举例予以评议。

中暍体若燔炭危症案

体若燔炭，汗如霖雨，消渴引饮，六脉洪长，乃中暍危疴。勉拟人参白虎加味挽之，迟则变生无及。

人参　生石膏　白知母　炙甘草　云茯苓　制半夏醋炒　粳米　新荷叶蓼花根煎水代茶饮。　（《问斋医案》）

【评议】中暍，为古病名，出《金匮要略·痉湿暍病脉证并治》，据其病因和临床表现，相当于"中暑"。试观本例中暑，具有《伤寒论》阳明经证"四大"即"大热、大渴、大汗、脉洪大"的主症，故主以白虎汤，又因热盛损耗气阴，故加人参而成人参白虎汤。案中"体若燔炭"句，出《素问·生气通天论》："因于暑，汗烦则喘喝，静则多言，体若燔炭，汗出而散。"燔炭者，乃形容高热之甚。至于"汗出而散"句，既提示解表发汗的治法，又说明机体对高热的应激反应和良好转归，诚如《黄帝内经素问集注》云："阳邪之邪，得吾身之阴液而解，故汗出乃散也。"

联系现代临床，早在二十世纪五六十年代，中医治疗因感受暑温疫邪引起流行性乙型脑炎，对其高热主症，大多采用白虎汤或人参白虎汤，获得了良好效果，堪称活人无算，厥功甚伟。

暑盛热如炽炭案

唐少渊令正，戊寅，北漳泾。感受新凉，伏暑随发，自投清泄消补，均皆弗效。身热无汗，时淡时炽，寐中谵语，即服清心，驯致热如炽炭，足冷似冰，面赤如涂赭，唇焦而且黑，口渴腹满，便秘太息，痰涎上泛，脉形左微右大，沉部搏指。此暑蕴太盛，少阳阳明为病，因循致剧也。考仲祖有表里两解之大柴胡汤，素体不足之躯，仿其意为之。

青蒿三钱　全瓜蒌八钱　干霍斛三钱　川贝三钱　豆豉四钱　咸苁蓉三钱
枇杷叶一两　桑叶三钱　薄荷六分　野白蔷薇花露二两

昨投表里双解，诸症皆减，大便未通。再拟原方减辛散，增咸苦下降，若得更衣，上泛之痰可从下降矣。前方去豉、薄，加旋覆花、杏仁。

便仍未通，热势更炽，汗液微出，寐仍谵言，胸闷不食，耳聋口渴，舌红苔黄，津泽全无平明，面赤神烦，痰升作恶，伏邪恋久，阳明腑实。治以清化，双解表里。

鲜石斛五钱　蝉衣五分　瓜蒌皮一两　佛手一钱　白知母三钱　桑叶三钱
碧玉散七分　宋夏一钱　夏枯花三钱　稻叶一两　枇杷叶五钱

便仍未通，热势似减，阳明腑实，宗仲祖法变体应之。

瓜蒌皮一两　鲜石斛五钱　川贝三钱　知母三钱　元明粉一钱半　二生稻
一两　桑叶一钱半　夏枯花三钱　瓜蒌根一钱半　碧玉散七分　白荷花露二两

三投清泄通腑，连得矢气数枚，便虽未通，寐中安稳如常，微汗，高热渐淡，口干甘苦，黄苔较淡，余氛未靖，胃气大困，法当清养兼施，是一以渥余氛，一以苏胃困耳。

鲜石斛五钱　金石斛一钱半　桑叶三钱　二生稻一两　川贝三钱　大麦仁五钱　茯神二钱　鲜竹沥二两　花粉三钱　瓜蒌皮三钱　知母三钱　鲜佩兰一钱半　佛手一钱

各恙皆安，白痦层布，口甜腹鸣，脉数舌干。胃液来复，肺气自肃，所遗之邪无容留而外出，诚愈征也。

二生稻二两　大麦仁一两　鲜佛手一钱　枇杷叶一两　甜杏仁五钱（《慎五堂治验录》）

【评议】据案中"热如炽炭""热势更炽"等语，本例属高热急症，殆无疑义。

如所周知，温病学说是在《内经》特别是《伤寒论》的基础上发展而成的。观本案的理法方药，均效仿《伤寒论》的六经辨治，但其具体处方用药，却秉承温病学派的特色，与《伤寒论》显有差别，如退热之用桑叶、蝉衣、薄荷、豆豉，化痰之用瓜蒌、川贝、枇杷叶、竹沥，养阴之用石斛、花粉等足以证之。此即宗其法而异其方，体现了"学古不泥古，创新不离宗"，诚可贵也。

风温灼津表里皆病壮热无汗案

杨英母，丁丑三月，南码头。壮热无汗，上喘咳，下滑泄，腹中阵痛，头疼口渴，唇焦齿干，鼻煤不食，脉素细小，左部稍弦，舌色微红，苔黄无泽。风温烁津，表里皆病，危险症也，拟泄表生津和中为治。

鲜石斛七钱　豆豉四钱　生谷芽五钱　蔗汁磨冲香附五分　鲜沙参四钱　甘草五分　牛蒡子三钱　羚角片二钱　川贝三钱　扁豆皮四钱　杏仁三钱

诸证皆退，养胃阴以善后。前方去豆豉、牛蒡子，加枇杷叶、茯神。

（《慎五堂治验录》）

【评议】本例是比较典型的急危重症，其中"壮热"即高热，乃属急症，伴随"上喘咳，下滑泄，腹中阵痛，头疼口渴，鼻煤不食"等症候，显系"风温灼津，表里皆病，危险症也"。所观处方，得力于扶正祛邪，泄表生津并用，石斛、沙参、蔗汁是温病学家擅用甘凉养阴之品，叶天士、吴鞠通对其功用尤有发挥，值得师法。

热极津枯身如炽炭案

常熟席湘北，患暑热证，已十余日，身如炽炭，手不可近，烦躁昏沉，聚诸汗药，终无点汗。余曰：热极津枯，汗何从生？处以滋润清芳之品，三剂。头先有汗，渐及手臂，继及遍身而热解。盖发汗有二法，湿邪则用香燥之药，发汗即以去湿；燥病则用滋润之药，滋水即以作汗。其理易知，而医者茫然，可慨也。 （《洄溪医案》）

【评议】"身如炽炭，手不可近"，其高热之甚，跃然纸上。医者根据《内经》"体若燔炭，汗出而散"名句，运用发汗药而"终无点汗"。殊不知汗是以津液为原料，今患者"热极津枯"，何汗之有。洄溪深明个中道理，投养阴滋润之药，遂收汗出热退之效，不愧是医中高手。读是案对我们正确应用发汗法，启发良多。

中暑身热如火案

江应宿治岳母，年六十余，六月中旬劳倦中暑，身热如火，口渴饮冷，头痛如破，脉虚豁，二三至一止。投人参白虎汤，日进三服，渴止热退。

头痛，用白萝卜汁吹入鼻中，良愈。 （《名医类案》）

【评议】"身热如火，口渴饮冷"，点出了热势之高，《伤寒论》白虎汤证可知。因其"脉虚豁，二三至一止"，遂加人参补益气阴，旨在扶正祛邪，药中肯綮，是以"渴止热退"。至于高热头痛用白萝卜汁吹鼻，谅是民间单方，值得一试。

表里俱热如火烁案

一仆病与前类，而身如火烁，头痛如破，大便不泻，小水赤，口渴，鼻干，不得眠，胸膈膨胀，腹饥不能食，六脉弦而数。用竹叶石膏汤加知母、枳壳、白芷、葛根，大加青蒿，一帖而热痛减半，胸膈亦宽。唯口渴，小水短涩，睡卧不安，又与化瘟丹三钱，井水化下，渴止，稍得睡，头晕脚软，喘急。与四物汤加青蒿、酒芩、薏苡仁、木瓜，服之全安。 （《孙文垣医案》）

【评议】"身如火烁"形容发热之甚。初诊表里俱热，故用竹叶石膏汤加味解表清里并施；次诊表解热势已退，唯内热未清，故以化瘟丹清泄里热；三诊营血已伤，余热未净，筋脉不和，故投四物滋养营血，复加蒿、芩清解余热，薏苡仁、木瓜舒利筋脉，终获痊愈。

防风通圣散治三焦俱实案

当夏忽冷忽暖，感染疫疠不正之气，憎寒壮热而无汗出，头目昏眩，口苦鼻塞，面颌俱肿，大便闭，小便赤涩，风火相乘，内热壅而为毒，表实三焦俱实，拟用防风通圣散加味。

防风五分　连翘五分　荆芥五分　炒白芍五分　石膏一钱　滑石三钱　川芎五分　当归身五分　黑山栀五分　牛蒡子五分　金银花一钱　川贝母五分　炒白术五分　麻黄五分　薄荷五分　桔梗一钱　瓜蒌仁一钱　淡黄芩一钱　大黄五分（酒蒸）　芒硝五分　甘草二钱　生姜二片　葱白三枚　（《南雅堂医案》）

【评议】"壮热"者，发热之甚也。热毒壅盛三焦，表里俱实，刘河间防风通圣散确是对证之治。《医方考》对其方义分析甚为精辟："是方也，用防风、麻黄泄热于皮毛；用石膏、黄芩、连翘、桔梗泄热于肺胃；用荆芥、薄荷、川芎泄热于七窍；用大黄、芒硝、滑石、栀子泄热于二阴；所以各道分消其势也。乃当归、白芍者，用之于和血；而白术、甘草者，用之以调中尔。"是方乃融解表、清热、泻下、渗利于一方，使表里上下之邪由窍道而出，实为放邪出路的经世良方，临床尤适合于治疗包括瘟疫在内的外感热病。

身热口渴发呃案

鲍五保，患时疫耳聋，身热口渴，大便五日不行，人事不清。竹叶、黄芩、柴胡、半夏曲、甘草、枳壳、天花粉、知母煎服，而热渴更甚，大便行而泻，手挛缩不能伸，且发呃咳嗽。改用柴胡、石膏、竹茹、人参、甘草、麦冬、半夏曲、橘红、黄芩、黄连，一服而呃止泻除，诸证悉愈。（《续名医类案》）

【评议】"身热口渴"，一般热势较甚。先后两诊，用方同中有异，首方以小柴胡汤化裁，后方以小柴胡汤、橘皮竹茹汤、竹叶石膏汤合化，且增强了清热解毒的作用，故两方效验有别。处方用药，贵在丝丝入扣，一药之进退，常可影响疗效，甚至会得到相反的结果，投剂之难，于此可见一斑。

表里两感壮热不退案

金鉴，春日病瘟，误治二旬，酿成极重死症，壮热不退，谵语无伦，皮肤枯涩，胸膛板结，舌卷唇焦，身倦足冷，二便略通，半渴不渴，面上一团黑滞。前医所用之药，不过汗、下、和、温之法，绝无一效。喻曰：此症与两感伤寒无异，但彼日传二经，三日传经已尽即死，不死者，又三日，再传一周，定死矣。此春温证不传经，故虽邪气留连不退，亦必多延几日，待元气竭绝乃死。观其阴证阳疾，两下混在一区，治阳则碍阴，治阴则碍阳，然法曰：发表攻里，本自不同；又谓：活法在人，神而明之。未尝教人执定勿药也。吾有一法，即以仲景表里二方为治，虽未经试验，吾天机勃勃自动，若有生变化行鬼神之意，必可效也。于是以麻黄附子细辛汤，两解其在表阴阳之邪，果然皮间透汗，而热全清。再以附子泻心汤，两解其在里阴阳之邪，果然胸前柔活，而人事明了，诸证俱退。次日即食粥，以后竟不需药，只在此二剂，而起一生于九死，快哉！此案后学宜反复详玩之。（《续名医类案》）

【评议】"壮热不退"，说明高热持续时间较长。伤寒有太阳少阴两感的麻黄附子细辛汤证候，《伤寒论》明文载之。本例虽是瘟疫，然据其证候，喻氏断为与伤寒两感无异，遂用麻黄附子细辛汤两解表里之邪，药后竟获汗出热退之效，此等证用此等法，全在于医者熟谙《伤寒论》，活用伤寒之法以治瘟疫。"活法在人，神而明之"，此之谓也。

大热灼津得水自愈案

一人感疫，发热，烦渴思饮冰水，医者禁服生冷甚严，病者苦索不与，遂至两目火并，咽喉焦燥，昼夜不寐，目中见鬼，病人困剧，自谓得冷水一滴下咽，虽死无恨，于是乘隙，匍匐窃取井水一盆，置之枕旁，饮一杯，目顿清亮，二杯鬼物潜消，三杯咽喉声出，四杯筋骨舒畅，不觉熟睡，俄而大汗如雨，衣被湿透，脱然而愈。盖其人瘦而多火，素禀阳藏，医与升散，不能作汗，则病转剧，今得冷饮，表里和润，自然汗解矣。（《续名医类案》）

【评议】此案颇耐人寻味，值得细玩。"发热，烦渴思饮冰水"，非一般低热可比。瘟疫热灼津伤，济之以水，自然之理。无奈医者固执己见，禁服生冷甚严，致病势加剧，患者迫不得已，窃取井水饮服，病情迅获转机，此等案，既关系到治疗，又关系到护理，于医者和病家均有警示作用。

邪热入腑壮热不休案

柴屿青治吴氏妇患疫，家人谓因怒而致，医遂用沉香、乌药、代赭等药，兼用表剂二十余日，胸膈胀闷，壮热不休，脉之左手稍平，右三部洪数，此疫证邪热入腑，表散徒伤卫气，病亦不解。乃连进瓜蒂散二剂，吐去涎痰。察其邪尚未衰，又与小承气二剂，下宿垢数行，而热渐退。调理至十余日，脉始平复。（《续名医类案》）

【评议】"壮热不休"，是指高热持续。温疫用温燥理气之药，津液势必受损，此一误也；又用表散之剂，徒伤卫气，此二误也。邪热乘机入腑，下证已具，故用小承气通腑泻实，使邪从下而泄，更寓急下存阴之意。

表里大热案

刘兆平年八旬，患瘟病，表里大热，气喷如火，舌黄口燥，谵语发狂，脉洪长滑数，杨用河间双解散治之，大汗不止，举家惊惶，复饮一服汗止，但本证未退，改制增损双解散：白僵蚕酒炒三钱，全蝉蜕十二枚，广姜黄七分，防风、薄荷叶、荆芥穗、当归、白芍、黄连、连翘、栀子各一钱，黄芩、桔梗各二钱，石膏六钱，滑石三钱，甘草一钱，酒浸大黄二钱，芒硝二钱，水煎去渣，冲芒硝，入蜜三匙，黄酒半杯，和匀，冷服，两剂而痊，因悟麻黄春夏时不可轻用也杨玉衡名璿，著有《寒温条辨》。（《续名医类案》）

【评议】"表里大热，气喷如火"，热势之高，当可想见。增损双解散系杨栗山《伤寒瘟疫条辨》治疗瘟疫主方之一，有"解散阴阳内外之毒，无所不至"之效。

壮热如炽真阴欲脱案

同邑邹孝廉，因伤风小恙，误投表药，以致真阳脱出，浑身壮热如炽，神识昏迷，扬手掷足，脉微欲绝。予以大剂参芪术附，收归元阳，自晚达旦，连服四大剂，脉症如故，令再服不可歇手。主家见病未少减，疑药不中病，唯预谋后事而已。予以症非不治，坐视迁延误毙，于心不安。遂径入病人卧所，聊即易明之理晓之曰：请诸君听我一言，我自昨宵用药四剂，未曾易方，如补药无过人参，众所共知，予已用过三钱三分，误则必至身热烦躁，今何如乎？应曰：身热烦躁，比昨似减些须。黄芪、白术，补气药也，亦众所共知者，予已用过四两有奇，误则必至气喘不宁，今何如乎？应曰：呼吸似觉调匀。至于附子、炮姜，热药无过于是者，予已用过附子三两，炮姜一两五钱，误则必至大渴饮冷，面红唇裂，今何如乎？应曰：服药后竟未索饮。由斯而论，种种皆在退象，非药不对症，乃药不胜病。速宜接服，无堕前功。俄而溺色变赤，予告之曰：此阴气化出，将愈之兆，非短涩者比。俄而痰中带有血块，予告之曰：阴火最易动血，尝有吐血倾盆，非参附不能止者，俱无足异。幸伊内戚至，见予为主治，催令急进前药。服后果酣睡，至晚醒来，神志清爽。见家人环聚，问胡为者，家人语以病状，及予施治之法，恍然如梦初觉。乃自叹曰：何一病至此，非余先生坐治，吾其为泉下物矣。予曰：尊体阳已归原，当用地黄封固，以收全功可也。是役也，症本显而易见，而一番委曲周旋，两夜一日，唯恐谗口嗷嗷，半途而废，实费苦心。名耶利耶，业斯术者，责有攸归焉耳。（《尚友堂医案》）

【评议】壮热如炽、神识昏迷、扬手踯足，颇似热邪干扰心胞，神明紊乱之象。而方略氏（《尚友堂医案》作者）据"脉微欲绝"，判断为"真阳欲脱"，急予大剂回阳救脱、引火归原之剂，不料其病未减，以致病家产生困惑，疑药不中病。面对此情此景，方氏详询药后病情的变化，并晓之以理，以释病家之困惑，坚信不疑的续守原法，几经周折，遂收全功。案云："非药不对症，乃药不胜病。"为临床权衡用药剂量提供了启示。又说："名耶利耶，业斯述者，责有攸归焉耳。"乃关乎医德之金玉良言。

甘温除大热案

王作舟令爱，汗出而口不渴，身热壮热，大便通利，面色唇口皆白，此汗多亡阳也。宜黄芪建中汤治之。

黄芪四钱　白芍三钱　桂枝五分　半夏钱半　广皮钱半　炙甘草五分　大枣二枚　生姜一片，煎

王作舟令爱复案，前日自汗不止，用黄芪建中汤，得已汗止而安寐。若谓余邪未尽，服之必口渴烦躁而不得卧。今大便滑泄，胸膈舒畅而知饿，面色唇口原白，又汗出水止，将若之何，仍以黄芪建中汤敛其汗，用白术以止其泻，不必他议。

黄芪　白术　白芍　桂枝　枣仁　五味　炙甘草　广皮　大枣（《沈氏医案》）

【评议】李东垣曾提出"气虚发热"的论点，主张用补中益气汤治之，此即"甘温除大热"是也。本例"身热壮热"，伴"面色唇皆白""汗出而口不渴"，此"壮热"绝非实热之证可比。沈氏辨证为"汗多亡阳"，用黄芪建中汤甘温除热而获效验，此等佳案，对临床辨治气虚发热，启发良多。

气血两燔壮热神昏发斑案

妻祖黄含美，庚辰会试，患伤寒。剧甚时，家君薄游都门乃与诊视。舌黑刺高，壮热妄语，神思昏沉，奄奄一息，此为邪热内甚，亢阳外焚，脏腑燔灼，血随沸腾，斑将出矣。遂用生地、丹皮、元参、麦冬、黄连、知母、甘草，一剂而斑现，再剂而神清，三剂而舌刺如洗矣。（《旧德堂医案》）

【评议】本例的病机为"邪热内甚，亢阳外焚，脏腑燔灼，血随沸腾"，其火热炎炎之势，无怪乎出现壮热妄语、神思昏沉等危重症状。从温病学角度来分析，乃属"气血两燔"之证。故处方以清气凉血为主，药中窾窍，是以应手取效。

壮热气急肋痛重症案

左　壮热四日，气急肋痛，脉数，舌灰黄，重症弗忽。

枇杷露一两，入冲　鲜芦根一两，去节　鲜金斛三钱五分，淡豆豉三钱　鲜生地三钱五分，三味同打　旋覆花三钱五分，绢包　白杏仁四钱，去尖　煅瓦楞粉一两，绢包　丝瓜络三钱　象贝四钱，去心　滑石四钱　台乌药一钱，磨汁，冲　莱菔子四钱，炒研　枳壳三钱五分。　（《曹沧洲医案》）

【评议】患者持续高热 4 天，且伴有气急肋痛，系温毒之邪侵犯肺金，类似于现代肺部感染如肺炎之类疾病。医者明知"重症弗忽"，但处方用药似欠合辙，有病重药轻之嫌。鄙意以麻杏石甘汤、苇茎汤合化为宜。我省名医杨继荪治疗此类病证，常于当用方中加入鱼腥草、黄芩、金荞麦三味，以加强清热解毒之力，确能提高疗效。

壮热风火内煽案

熊，左，十月。壮热无汗，一身麻木，不纳不饥不便，舌干绛，左脉弦劲且数，右部细濡。风火内煽，恐其痉厥，拟泄风清火治。

羚羊角三钱　桑叶三钱　蝉衣一钱　石决明五钱　鲜石斛五钱　秦艽一钱半　薄荷八分　茅根肉五钱　生天虫三钱　蚕矢三钱　生谷芽五钱

汗出热退，脐间麻木，咳嗽痰稠，原方加减主之。前方去蝉、薄，加川贝、杏仁。　（《慎五堂治验录》）

【评议】本例系热灼津伤，风火内煽，欲成痉厥之重证。"泄风清火"，当属正治，处方效法俞氏羚角钩藤汤，若加钩藤一药，似更合适。"壮热无汗"值得深究，这是急性热病中常见症状之一。据《内经》"体若燔炭，汗出而散"，当通过发汗之法以达到汗出而热退，故方中桑叶、蝉衣、秦艽、薄荷之用，即是此意。我们认为古方柴葛解肌汤发汗退热之效较著，在外感热病高热治疗上当引起重视，此乃引申之言也。

暑温壮热谵妄渴喜冷水案

胡某乃媳，夏月患感证，延诊时已七日矣。切脉弦数搏指，壮热谵狂，面目都赤，舌黑便秘，腹痛拒按。诊毕，令先取冷水一碗与服，某有难色。予曰：冷水即是妙药，饮之无伤。盖欲观其饮水多寡，察其热势之轻重耳。其姑取水至，虽闻予言，心尚犹豫，勉倾半盅与饮。妇恚曰：何少乃尔。予令尽碗与之，一饮而罄。问曰：饮此何如？妇曰：其甘如饴，心地顿快。吾日来原欲饮水，奈诸人坚禁不与，致焦烦如此。予曰：毋忧，今令与汝饮，但勿纵耳。因谓某曰：汝媳病乃极重感证，邪踞阳明，已成胃实。问所服何药，某出前方，乃小柴胡汤也。予曰：杯水能救车薪之火乎？即投白虎、泻心，尚是扬汤止沸耳。某曰：然则当用何方？予疏大承气汤与之。某持方不决。邻人曰：吾妇昔病此，曾服此方得效。于是取药煎服，夜间便行两次，次早腹痛虽止，他证依然。改用白虎、泻心及甘露饮，三方出入，石膏用至四两，芩、连各用数钱，佐以银花、金汁，驱秽解毒。数日间，共计用药数斤，冷水十余碗，始得热退病除。众皆服予胆大，予曰：非胆大也，此等重证，不得不用此重剂耳。（《杏轩医案》）

【评议】程杏轩熟读《伤寒》《金匮》，对仲景方使用颇有心得，尝言"仲景组方，用之对证，无不桴鼓相应"，本案便是其使用仲景方之验案。案中先用大承气汤，意在急下存阴，泻胃家内结之邪热，顺其胃气。继予白虎、泻心及甘露饮，其中白虎汤系阳明经证主方，君药石膏辛甘大寒，入肺胃二经，功善清解，透热出表，以除阳明气分之热，张锡纯谓其"凉而能散，有透表解肌之力。外感有实热者，放胆用之，直胜金丹"。是患实热炽盛，非重剂不可力挽狂澜，故用石膏至四两，始得热退病除。此案不仅体现了仲景方用药简捷、重剂取效的特色，更可看出程氏用药的不拘陈法、胆大心细。

以水济火案

成化二十一年，新野疫疠大作，死者无虚日。邻人樊滋夫妇，卧床数日矣。余自学来，闻其家人如杀羊声，不暇去衣巾，急往视之。见数人用棉被覆其妇，床下致火一盆，令出汗，其妇面赤声哑，几绝。余叱曰：急放手，不然死矣。众犹不从，乃强拽去被，其妇跃起，倚壁坐，口不能言。问曰：饮凉水否？颔之。与水一碗，一饮而尽，始能言。又索水，仍与之，饮毕，汗出如洗，明日愈。或问其故，曰：彼发热数日，且不饮食，肠中枯涸矣。以火蒸之，速死而已，何得有汗？今因其热极，投之以水，所谓水火既济也，得无汗乎？观以火燃枯鼎，虽赤而气不升，注之以水，则气自来矣。遇此等症者，不可不知。　（《名医类案》）

【评议】案谓"发热""热极""火燔"等语，高热是其主要症状。《伤寒论》对风温误用火劫而引起变证，曾有明确记述："若被火者，微发黄色，剧则如惊痫，时瘛疭，若火熏之，一逆尚引日，再逆促命期。"本例罹患瘟疫高热，以火迫出汗，致津液枯涸，病情濒危，所幸医者救误得当，令其频频饮水，乃得津回汗出而愈，此水火既济之道也，对临床颇有启发。

瘟疫结胸三合汤获愈案

虞恒德治一妇，年二十九，三月间患瘟疫证，病三日经水适来，发热愈甚，至七八日病剧，胸中气筑作痛，莫能卧。众医技穷，入夜迎翁治。病者以棉花袋盛，托背而坐于床，令婢磨胸不息，六脉俱微，数极而无伦次，又若虾游状。翁问曰：恐下早成结胸耳。主人曰：未也。翁曰：三日而经水行，致中气虚，与下同。乃用黄龙汤（人参、大黄、枳实、厚朴、甘草）、四物汤（川芎、当归、白芍、熟地）、小陷胸汤（川连、枳实、蒌仁），共为一剂，加姜、枣煎服。主人曰：此药何名？虞曰：三合汤也。一服而诸症悉减，遂能卧，再服热退，而病全安愈。又因食粥太多而病复热，又作内伤处治，而用补中益气汤出入加减，调理而愈。（《名医类案》）

【评议】"发热愈甚"，说明热势之高。《伤寒论》有"结胸"之病证，多因太阳病攻下太早，致表热内陷与胸中原有之水饮（或痰饮）互结而成，并据其病情之轻重，有小结胸、大结胸之分。本例病疫三日经水适来，使发热愈甚，至七八日出现胸中筑痛，虞氏匠心独运地认为"三日而经水行，致中气虚，与下同"，遂诊为结胸证。治用黄龙汤、四物汤、小陷胸汤合化，补泻兼施，服二剂而"病全安愈"。虞氏用心之巧，奏效之妙，堪称活用《伤寒论》之典范，令人叹服。

热疫误用辛温香窜案

一仆之病亦前相似，以服丘一斋药而大吐大泻，热益增，头痛莫能当，烦躁口渴，鼻干，呕吐，小水短涩，寝食废者十四日，势甚危急。询前所服药，乃藿香正气散加砂仁、厚朴、山楂大耗元气之味，且五月火令当权之疫，当以甘寒之剂治之，何可以辛热香窜者，益其火而枯其津也，其势危矣。此皆不知因时达变，惟习常胶，故以误人者。用急投人参白虎汤，加竹茹、葛根、青蒿、升麻，一帖而热除，再帖而头痛止，诸症尽去。后连治数人，多如此类，何也？此天行之疫，故一方见之。治多先以甘寒清解之剂投之，热退即以四物汤以补阴血，稍加清热之剂，而青蒿之功居多，此固一时自得之愚，用录之以告同志者，使知治法当随时俗为变，而常套不可不脱也。　（《孙文垣医案》）

【评议】本例初起当有发热，经误治后，"热益甚"，乃高热无疑。五月火令当权，此时疫病流行，当以热疫居多。而前医误投藿香正气散辛温香燥之品，致热势更炽，病情益剧。孙氏审时度症，认定为热疫耗伤气阴，遂投以人参白虎汤加味，药证相符，即获效验。由是观之，诊治疫病，必须辨明疫邪性质之属寒属热，属阴属阳，然后对症下药，方能奏效。若病性不明，盲目投剂，必生变端。然则辨病性，又当参合时令，这也是本案给我们的启示。此外，案中"青蒿之功居胜"一语，点出了该药治疫的重要作用，值得深思。

胃肠燥热案

史鹤亭太史，丁亥春患瘟疫，头痛，身热，口渴吐白沫，昼夜不休。医师误谓太史初罢官归，妄投解郁行气药，不效；又投以四物汤，益甚。诸医谢去，谓公必死。遣使迎仲淳至，病二十余日矣，家人具以前方告。仲淳曰：误也。瘟疫者，非时不正伤寒之谓，发于春故谓瘟疫。不解表，又不下，使热邪弥留肠胃间，幸元气未尽，故不死。亟索淡豆豉约二合许炒香，麦门冬两许，知母数钱，石膏两许。一剂，大汗而解。时大便尚未通，太史问故？仲淳曰：昨汗如雨，邪尽矣；第久病津液未回，故大便不通，此肠胃燥，非有邪也。令日食甘蔗二三株，兼多饮麦门冬汤。不三日，去燥粪六十余块而愈。（《先醒斋医学广笔记》）

【评议】本例"身热"，且伴口渴等症，方用知母、石膏等味，其发热，绝非低热，乃高热可想而知。其病机谅由无形邪热弥留胃肠，致中焦津液耗伤，故首用白虎汤合麦冬、豆豉清热生津透邪，使邪从汗解。邪去而肠燥未复，是以专事养阴生津，润肠通便，遂解燥粪而愈。甘蔗乃养阴生津之佳品，王孟英对它十分推重，称其为"天然复脉汤"。吴鞠通《温病条辨》中"五汁饮"，亦用此味。

烂喉痧案

烂喉痧症，来势甚暴，甫周一日，丹疹密隐，咽喉已腐，壮热无汗，大便泄泻，烦躁渴饮，脘腹按之痛。邪不外达，炽盛于里，燎原之势，不可向迩，恐其遽尔因陷，昏喘生变。现在方法，辛凉透散，通同一律，无所短长，鄙见莫若且用凉膈散，上者上达，表者表达，里者下达，庶几热从外出而痧透，火从下泄而躁安。按《内经》病机，暴注下迫，皆属于热。仲景方论急下之法，正以存阴。幸勿拘现患泄泻，而遂谓不可再下也。虽然，智愚千虑，各有得失，尚祈高正是荷。

凉膈散　加牛蒡子　桔梗　枳实

再诊：投凉膈散烦躁略安，脘痛已止，胸膈之燔，稍衰其势，而咽喉红肿，干咳呛逆，上炎之火，未熄其威，况丹痧一片，点粒模糊，证交三日，正属邪张之际，尚在险途，未归坦境，拟方再望转机为妙。

犀角　连翘　元参　川贝　桔梗　鲜石斛　牛蒡子　鲜薄荷根　芦根

痧回热减，温邪初退之余，咽喉反腐，虚火又从而附之。良由久患喉痹，阴虚火亢，热淫摇动，亢焰复张，用方最宜加谨，过清恐伤脾胃，早滋恐恋余邪。姑拟甘凉法平调肺胃，冀得上焦清肃。

鲜石斛　大贝　元参　生草　丹皮　沙参　羚羊角　扁豆　稽豆衣　雪梨　（《宋元明清名医类案》）

【评议】此乃王旭高医案。温邪疫毒充斥表里，燎原莫制，而见壮热、烦渴、腹痛等症，首方以凉膈散清上涤下，邪毒顿挫，热势衰减，末方以甘凉清养肺胃津液为主，深得叶天士用药之奥旨。

白喉危症得治案

盛揆丞，杏荪之长子也，其令嫒患喉症，红肿白腐，壮热口渴，咳嗽气喘，来势极险。揆丞因前两日，次子患此症，已为药误，夜间亲自延余往诊。脉来浮弦滑数，此邪热挟秽浊，燔灼肺津，清肃之令不行，病势虽危，尚可补救。遂用鲜芦根二两，冬瓜子四钱，冬桑叶钱半，牡丹皮二钱，生石膏八钱，薄荷叶一钱，牛蒡子钱半，净连翘三钱，净银花三钱，马勃五分，象贝母三钱，蒌皮三钱，人中黄五分，竹沥二两。进一剂，喘咳皆平。照方加犀角尖一钱，鲜生地三钱，川石斛三钱。服三剂，汗出热退，咽喉红肿白腐皆消，惟口渴引饮，此邪热外泄，而津液虚也。改用南沙参四钱，川石斛三钱，天花粉三钱，生甘草四分，甜川贝三钱，牡丹皮二钱，冬桑叶钱半，鲜竹茹钱半，鲜芦根二两，青皮甘蔗四两。服两剂，霍然而愈。同室患此症者，二十余人，皆以前法加减治愈，诚快事也。此亦庚子年事。　（《孟河费绳甫先生医案》）

【评议】"壮热口渴"，系高热无疑。本例白喉系热毒极重，燔灼肺津之证，费氏一、二两诊以清热解毒，化痰利咽，兼养津液为治，效验颇彰。三诊滋阴养液为主以善后，遂收全功。案云"同室患此症者二十余人，皆以前法加减治愈"，既道出了本病能广泛传染，又提示了治法要略。善哉斯言！

这里还值得一提的是，《重楼玉钥·梅涧医话》谓本病"鼻通者轻，鼻塞者重；音声清亮气息调匀易治，若音哑气急即属不治。近有好奇之辈，一遇此证，即用象牙片动手于喉中，妄刮其白，益伤其喉，更速其死，岂不哀哉！余与既均三弟，疗治以来，未尝误及一人，生者甚众。经治之法，不外肺肾，总要养阴清肺，兼辛凉而散为主。养阴清肺汤：大生地二钱，麦冬一钱二分，生甘草五分，元参钱半，贝母去心八分，丹皮八分，炒白芍八分，薄荷五分。不用引。质虚加大熟地，或生熟地并用；热甚加连翘，去白芍；燥甚加天冬、茯苓。如有内热及发热，不必投表药，照方服去，其热自除"。值得细读。

阳明热证用白虎汤立效案

翁文学具茨，感冒壮热，舌生黑苔，烦渴，势甚剧。时稽勋诸昆仲环视挥涕，群医束手。仲淳以大剂白虎汤，一剂立苏。或问仲淳，治伤寒有秘法乎？仲淳云：熟读仲景书，即秘法也 白虎汤中曾加人参三钱。（《先醒斋医学广笔记》）

【评议】壮热乃高热之谓。经方运用，若脉证相符，药到病除，倚马可待。

温病反复发热案

余姻侄世职马荣升，年十六龄，于夏初陡患温病，身热如火，头晕，鼻衄，当即延余诊视。审其脉洪数，余告之曰：此名温病，症实凶猛，若见发热，误认为寒，辛温一投，危亡立至。谊属至亲，力任其役，但请余治，不可另延他医，恐其错误，厥咎谁归？况马氏一门，仅此一子，宗祧所关，余不忍膜视，故力肩重任。幸伊嬷母，知余有素，见余治温病屡获奇效，畀余治疗。余始用清凉散二剂，散其表热，衄止头轻，随现口渴便闭。继用白虎汤加元、麦、生地、枳、桔等味，以荡其内热，服两剂，忽而寒战，继之以大汗淋漓，湿透重衣，汗后酣然大睡，四肢冰凉。其母惶灰，恐其气脱，赶余往视。余询其出汗情状，见其脉静身凉，因晓之曰：此汗系服凉药而出，并非发出之汗，乃大吉之征，非脱象也，任其熟眠，不可惊觉。果然酣睡一夜，次日晨早，大便已通，泻出稀屎，其热臭非常。调理至十四日之久，复行发热，前症俱作，较先略轻，其母深怪自不谨慎，致有此变。余曰：此乃温病之常，不足怪也。仍用前法增减疗治，又复战汗而解。至二十余日，又复发热。余曰：因病深重，此三反也。仍前调治，复汗而解。随用清润之品，以善其后。缠绵直至两月之久，始能扶杖而行。此次若非病家信任之专，余何能尽其挚爱之忧。修园曰：医本无权，而任医之人有权。同患此病，死者数人，其母深感再造，余亦乐不可支。（《温氏医案》）

【评议】本案患者身热如火，显属高热之候，伴头晕鼻衄、脉象洪数，典型温病之状。药予清凉散散其表热，白虎汤加味清其里热，是为正治也。药后汗出，脉静身凉，乃佳兆也。之后发热反复再三，当为温热余邪尚未完全清尽，故仍以前法消息施治，并以清润之品善后。历经两月，病终得愈。从中可见病家信任与坚持之重要性，否则，虽有善医良方，若不坚持，亦无功也。

产后冒暑高热神昏急煎香薷饮案

李丹山令子室，自来元气不足，产后六七日，正当酷暑，卧房在于楼上，忽头疼气喘，昏闷，体若燔炭，沉沉晕去。一医以为伤寒，令门窗尽闭，帐幔重围，用二陈、羌、防、芎、苏一剂，口干唇裂，喘急尤甚，几于欲死。予诊得六脉浮洪而散，楼上且又重叠遮护，知冒暑而非感寒，宜凉解而不宜温散。主人尽以蓦然起病，必是鬼祟，予则曰非也。急令移病人于楼下地上，洒以新汲井水，用芦席铺好，抬病者卧之，又急取予家中煎就香茹饮灌下，得周身微汗，半夜即醒。人皆为井水可以济人，无不奇之，后用清暑益气汤四剂而愈。

陆祖愚曰：暑气伤人，不胜酷烈，与伤寒迥乎不同。谚云：寒暑莫登楼。此指无病者调摄而言，何况产妇，失血过多，元气虚脱，际此酷热炎蒸，自然伤暑，奈何庸工，热病而投热药，火上添油，又加之以门窗帏帐密不通风，若再迟一二个时辰，决死无疑。识病大纲，尚且昏昧，而欲勉强行医，罹其患害者，不知若干人，伤哉！ （《陆氏三世医验》）

【评议】此案"体若燔炭"，高热无疑。前医诊病者产后体虚，易伤风寒，却未虑及令当酷暑，天气炎热，产后体虚更易伤于暑热。用辛温发散的羌、防、芎、苏类之后，热势更甚，口干唇裂，喘急尤甚，此为津气耗伤太过，肺之化源欲绝所致，六脉浮洪而散为津气势欲外脱。陆氏急中生智，救治时将病人置于通风阴凉之地，洒以新取井水，意在物理降暑。内急服香茹（薷）饮，香薷辛苦性微温，善解暑气，有"夏月麻黄"之称；厚朴燥湿和中，除湿邪而行滞，调畅气机；白扁豆健脾和中，消暑化湿，此方意在使暑邪从汗而出，邪去则热退神清。病后暑热气津两伤，继服清暑益气汤调治。

神 昏 案

神昏是指人事不省或神识迷糊为特征的一种危重症候，多见于伤寒、温病、中风、厥脱、黄疸、痫证等病证，其病机多为邪阻清窍，神明被蒙或气血阴阳逆乱所致，现代医学的急性传染病和感染性疾病、心脑缺血综合征、肝性脑病、严重电解质紊乱、中毒等均可见之。古代医家对其病因病机、治疗方药均有较为详尽的阐述，这充分体现在名家医案中，兹举例予以评议。

温邪内陷厥阴治案

朱大官，辛巳正月晦，北庄泾潭。吸受风温，久则化火，喘咳胁痛，头痛口渴，神糊妄语，身热无汗，脉形弦数，舌红苔糙，有逆入心包之势矣。且拟辛凉轻剂，再观其变易法。

桑叶四钱　川贝二钱　连翘一钱半　羚羊角二钱　银花一钱半　菊花五钱　薄荷一钱　牛蒡子三钱　元参四钱　枇杷叶三钱

二月初三：温邪内陷，阳明热结，汗多热盛，神狂语笑，脘痛拒按，气喘咳嗽，痰升如吼，脉弦苔黄。勉予芳香开泄，咸苦下结，庶有转机。

至宝丹一粒　鲜生地一两　元明粉三钱　犀角尖四分　天花粉四钱　瓜蒌皮五钱　鲜菖蒲七分　大元参七钱　生草梢一钱　连翘壳一钱半　银花三钱

初四日：喘咳痰潮，汗出热不缓，胁痛神笑，谵语弄阳，口歪目闭，面赤如脂，脉大弦数，舌干苔黄。邪入厥阴，阴涸则阳浮最多，一并为厥。勉拟潜阳育阴，以图天眷耳。

生牡蛎一两　生甘草二钱　胆草一钱半　生鳖甲七钱　京元参一两　蒌皮七钱　青龙齿三钱　细生地一两　元明粉二钱　万氏牛黄清心丸一粒

初五：昨进大剂填阴潜阳，神清笑止，谵语亦定，痰降喘缓，目开睛赤，能食稀糜，脉形浮洪，有转关之象。再拟填阴为主，佐以潜阳，使阴足涵阳，则痉厥可免。

生甘草二钱　生牡蛎二两　元参一两　竹沥一杯　细生地一两半　生鳖甲五钱　胆草一钱，盐水炒　白芍药二钱，盐水炒　炙龟甲五钱　莲薏五分

初六：各恙皆平，再拟甘寒濡润，清养阳明。

竹沥一杯　鲜沙参一两　元参一两　夏枯花五钱　青蔗二两　细生地一两　草梢一钱半　梨皮一两　生牡蛎二两　莲薏五分　（《慎五堂治验录》）

【评议】风温外感，日久化火，病势渐增，已有逆传心包之虞。初诊予辛凉轻剂，药力略显不足，故二诊时温邪内陷阳明，而现汗多热盛，神狂语笑，脘痛拒按，气喘咳嗽等症。予以芳香开泄、咸苦下结之品，药虽对证，然病情凶猛，难挡传经之势，故三诊温邪已入厥阴，势成"痉厥"，症情危矣。此时只能破釜沉舟，放胆一搏，仿吴鞠通"三甲复脉"法，予以大剂填阴潜阳之品，尚有一线生机。药后神清笑止、谵语亦定、痰降喘缓、目开睛赤能食稀糜，明显向好之象，续以填阴潜阳、甘寒濡润之品清养善后。温邪所受、来势汹汹、传变迅速，若非识证准确，用药精当，难有力挽狂澜之功也。

白虎合承气汤治春温误用姜附致阳明实热案

刘姓子，四月初旬病春温，发热而不恶寒，医投以姜附，遂致面赤唇

焦，口渴舌黑，烦躁谵语。余用白虎汤合承气汤一剂，半晌，大便畅解，神识顿清，语言不乱，安静能睡。傍晚，促余至店，登楼视之，大汗如浴，手足战栗，两目直视，口张气粗，死症毕具。余曰：上午服药，如此应效，何一变至此？细观病人身上，羊裘絮袄，棉被拥盖，通身汗出。诘所由来，乃用附子医人，教之取汗也。急令揭去衣被，汗渐止而战略疏。随用梨汁生汁二大碗灌之。次早，诸病皆愈。 （《尚友堂医案》）

【评议】时在四月，天时趋热，病属春温，发热而不恶寒，是热象显现，前医投用姜附则大误，以致面赤唇焦、口渴舌黑、烦躁谵语阳明实热变证。其时之治，后医改投清气分之实热，病有转机。不幸的是，前医仍用大热之附子，劫耗精液，以至大汗如浴、手足战栗、两目直视、口张气粗。好在随后摒弃热药，灌以生梨汁，使津复病瘥。

春温邪热直入营分案

陈建周令郎患春温，初起即神气躁乱，惊惧不眠，两脉甚数。孟英谓：温邪直入营分也。与神犀丹，佐紫雪，两剂而瘥。夏间吴守旃暨高若舟令郎，胡秋纫四令爱，患温，初起即肢瘛妄言，神情瞀乱，孟英皆用此法，寻则霍然。世人每执汗解之法，为初感之治，孰知病无定体，药贵得宜，无如具眼人稀，以致夭枉载道，归诸天数，岂尽然哉？ （《王氏医案续编》）

【评议】病有变数，传变或有不同，有病起即见传营乱神之象，故起手即神犀、紫雪。是以初感之治，不宜执于汗解，重在圆机活法。

春温时疫得下始安案

王皱石广文令弟患春温，始则谵语发狂，连服清解大剂，遂昏沉不语，肢冷如冰，目闭不开，遗溺不饮，医皆束手。眉批：此正吴氏所谓凉药无涤秽之功，而反冰伏其邪也。孟英诊其脉弦大而缓滑，黄腻之苔满布，秽气直喷。投承气汤，加银花、石斛、黄芩、竹茹、元参、石菖蒲。下胶黑矢甚多，而神稍清，略进汤饮。次日去硝、黄，加海蜇、芦菔、黄连、石膏。服二剂而战解肢和，苔退进粥，不劳余力而愈。继有张镜江邀治叶某，又钱希敏之妹丈李某，孟英咸一下而瘳。惟吴守旃之室暨郑又侨，皆下至十余次始痊。今年时疫盛行，医多失手，孟英随机应变，治法无穷，救活独多，不胜缕载。　（《王氏医案续编》）

【评议】春温时疫宜清宜下，各有其适应病证，本例神昏，乃阳明腑实引起。故孟英用承气汤加味，下燥矢甚多，而神识转清，与邪陷心胞神昏，治法有异。

春温顺逆双传用凉膈散双解得愈案

关寅伯赞府家某厨，患春温，渠主人颖庵治之弗瘳，为速孟英诊焉。脉来弦软而寸数，舌绛苔黑而神昏，谵渴溺红，胸腹拒按，是双传证也。夫顺传者宜通其胃，逆传者宜清其营，治法不容紊也。然气血流通，经络贯串，邪之所凑，随处可传，其合其分，莫从界限，故临证者宜审病机而施活变，弗执死法以困生人。此证属双传，即当双解。予凉膈散加犀角、菖蒲、元参，下之果愈。　（《王氏医案三编》）

【评议】凉膈散主治病证在于上、中二焦积热，重用连翘清心肺，解热毒，是为主药；配黄芩清心胸郁热，山栀泻三焦之火，薄荷、竹叶外疏内清，朴硝、大黄荡涤胸膈积热，泻下而清其火热。症见舌绛苔黑、神昏、谵语、烦渴溺红，显然热毒内盛，故加用犀角、菖蒲、元参清营分热毒，而能神清病愈。案中"临证者宜审病机而施活变，弗执死法以困生人"，乃金针度人之语，切记！

春温过汗神昏瘛疭变症案

城东章某，得春温时病，前医不识，遂谓伤寒，辄用荆、防、羌、独等药，一剂得汗，身热退清，次剂罔灵，复热如火，大渴饮冷，其势如狂。更医治之，谓为火证，竟以三黄解毒为君，不但热势不平，更变神昏瘛疭，急来商治于丰，诊其脉。弦滑有力，视其舌，黄燥无津。丰曰：此春温病也。初起本宜发汗，解其在表之寒，所以热从汗解，惜乎继服原方，过汗遂化为燥，又加苦寒遏其邪热，以致诸变丛生，当从邪入心包、肝风内动治之。急以祛热宣窍法，加羚羊、钩藤。服一剂，瘛疭稍定，神识亦清，惟津液未回，唇舌尚燥，守旧法，除去至宝、菖蒲，加入沙参、鲜地，连尝三剂，诸恙咸安。（《时病论》）

【评议】春温过汗，以致邪陷心包，肝风内动，出现营分症状，雷氏用自拟祛热宣窍法化裁，药证相符，故获"瘛疭稍定，神识亦清"之速效，表明邪热已有退舍，乃佳象也。惟津液未回，是以续配甘寒生津之品，诸恙咸安。盖祛热宣窍法雷氏自释"是法治邪入心包之证也。连翘苦寒，苦入心，寒胜热，故泻心经之火邪；经曰：'火淫于内，治以咸寒'，故兼犀角（现用水牛角代）咸寒之品，亦能泻心经火邪；凡邪入心包者，非特一火，且有痰随火升，蒙其清窍，故用贝母清心化痰，菖蒲入心开窍；更用牛黄、至宝之大力，以期救急扶危于俄顷耳"。

春温营热夹积滞案

乙未春，余客上海，凌少遗之母，年近花甲，患春温症，两旬后，身热汗出，谵语神昏，食不进，寐不安，势已垂危，似不可治。来延余诊，切其脉，虚细而疾，望其舌，苔腻而黄。令按胸脘，问痛否，闻伊答曰痛，出话声音，颇有清朗之致，外象虽危，中气未败。核脉参症，明是邪入营室，阴液被劫，脘中更有积滞未消，用羚羊清营汤加枳实。二剂，热止神清，脉象亦静，惟神疲气弱，不思饮食，改用加减复脉法，二剂，胃气渐苏，神识亦振。再承前方去二冬加黄芪、白术，温补而愈。（《诊余举隅录》）

【评议】身热汗出、谵语神昏、寐不安，病在营分，主方用羚羊清营汤；虞其胸脘痛、苔黄腻，参以枳实祛中脘积滞，此乃营热夹胃中积滞之治法，可供临床借鉴。

暑热内陷心经案

上洋王邑尊幕宾张姓，盛暑发热，至六七日昏沉不语，面赤苔焦，与水则咽，大便不通，身艰转侧，医者束手。投柬招治，予诊毕谓王公曰：病虽危候，脉象和顺，况身体软缓，唇吻红润，气息调匀，俱为吉兆。只因邪热传入手少阴经，郁而不舒，所以面赤昏呆，口噤不语。乃以导赤散加黄连、麦冬，佐犀角少许，加灯心、竹叶。煎成，用刷脚抉开口，徐徐灌下，片时觉面色稍退，再剂而目开能视，三剂而语言如旧，后调理乃安。

（《旧德堂医案》）

【评议】患者盛暑之际染病，始发热，后出现神昏、便闭之危证，但其脉象和顺、身体软缓、气息调匀等皆为吉兆，示预后乃佳。辨证为邪热内陷手少阴经，故以祛除心经邪热为治，选方用清心火、养津液之品，三剂即见效，后调理而愈。

暑入心营救治案

杨　暑由上受，先入肺络，日期渐多，气分热邪逆传入营，遂逼心胞络中。神昏欲躁，舌音缩，手足牵引。乃暑热深陷，谓之发痉，热闭在里，肢体反不发热，热邪内闭则外脱，岂非至急？考古人方法，清络热必兼芳香，开里窍以清神识。若重药攻邪，直走肠胃，与胞络结闭无干涉也。

犀角　玄参　鲜生地　连翘　鲜菖蒲　银花

化至宝丹四丸。　（《临证指南医案》）

【评议】暑邪初起犯肺卫，日久则入营、传心包。患者现已出现神昏、发痉等症，故治疗急以清营泄热，开窍醒神。

暑温昏瞀喃喃危急重症验案

家无阙翁精于岐黄，声名颇振，予素与交厚，翁精神矍铄，向无他病，夏间忽发温邪，壮热不退，昏瞀喃喃，舌如沉香色，至五朝势更沉重，下颏颤动，喉间痰涌，烦躁而渴，时循衣摸床，药皆不当，仲子振三，以书来请。诊其脉，则数而模糊，翁年将七十，邪发膜原，散漫营卫，而脉症如是，殆九死一生矣。时医有议下者，有议温补者，予应之曰：年高症危，腹无所苦，承气不可尝试，热邪鸱张，阳火亢甚，人参亦难轻投。且脉之不鼓，乃阳极似阴，若复行温热，以火助火，适以杀之。惟有救阴而无解秽一法，庶几可以挽回。乃用鲜地黄、麦冬、知母、石膏、瓜蒌根、金汁，以大剂甘寒微苦投之。服后已大有转机，诸公私谓翁绝谷已八日，将药减半，暗加人参二钱，至夜分忽昏躁不宁，舌肿满口，因怪问之，遂以实告。予谓：翁向以国士待我，故排众议而力任之，乃方信而忽疑，虽扁仓无能为役，遂于前方中加川连、紫雪。次日舌肿顿消，各症俱减，至夜半絷絷有汗，大便自行，始能开目识人，见予以手诊脉，乃云君来吾得生矣。后调理半月而安。予时尚设绛授徒，乃力劝予以医济世。（《赤厓医案》）

【评议】暑之为病，前贤有"阳暑""阴暑"之别，阳暑乃夏令感受暑热之邪；阴暑系感受阴寒之邪，实属伤寒范畴。盖暑性酷热，其伤人也，病势发展十分迅捷，危证蜂起。试观本例，症见壮热不退，昏瞀喃喃，循衣摸床，舌如沉香色，脉数而模糊等，显系邪传心营，肝风扇动，津液枯涸，正不胜邪之象。汪氏细加辨证，力排众议，毅然决然地投生津养液以扶正，清热解毒以祛邪，标本兼顾，病情遂获转机。如此濒危之疾，得以挽狂澜于既倒，若非熟谙临床经验丰富之老手，断难有此杰构。

方中金汁为人粪经加工而成，功能清热解毒，凉血消斑，现已不用。

暑温邪传心包重症案

甘　二十四岁　壬戌六月二十九日　暑温邪传心包，谵语神昏，右脉洪大数实而模糊，势甚危险。

细生地六钱　知母五钱　银花八钱　元参六钱　连翘六钱　生甘草三钱

麦冬六钱　竹叶三钱　生石膏一两

煮三碗，分三次服。牛黄丸二丸，紫雪丹三钱。

温邪入心包络，神昏痉厥，极重之症。

连翘三钱　竹叶三钱　银花三钱　生石膏六钱　细生地五钱　甘草钱半

知母三钱　麦冬五钱，连心

今晚一帖，明早一帖，再服紫雪丹四钱。（《吴鞠通医案》）

【评议】"主不明则十二官危"，温病神昏是临床危重急症，吴鞠通于此症救治可谓见解深刻、经验丰富。《温病条辨》云："脉虚夜寐不安，烦渴舌赤，时有谵语，目常开不闭，或喜闭不开，暑入手厥阴也。手厥阴暑温，清营汤主之""手厥阴暑温，身热不恶寒，清神不了了，时时谵语者，安宫牛黄丸主之，紫雪丹亦主之。"本案邪入心营，热盛动风，危候已是确凿，单凭清营之方开窍则力欠，独用开窍之剂清营嫌功薄，两法齐下方合病机。案中予清营汤加减透热转气，使营分热邪有外达之路，并予牛黄丸、紫雪丹合用，清心开窍、息风解毒，以挽一线生机。

暑温坏证验案

谢某，年十六，阳节后患暑温证。医者用羌活、防风、细辛、川芎等辛温发散，劫其津液，更用小柴胡以升其阳，病转增剧。拟为食积而用平胃散以消之，又有用苍术、茯苓、附子、细辛者，更不识其所谓矣。后医矫前医之误，恣用芩、连、石膏，不识何证，只以杂药乱投，遂至大热如焚，周身无汗，舌起芒刺，先犹时作谵语，后则昏不知人。其母已将伊移至堂中，席地而卧，恸哭于旁，待其气绝而已，诸医束手无策，悉皆辞去。适余进城观剧，族侄清臣，为伊房主，及病者姑丈朱某，均代求余往，为诊视。云伊父刚于前月亦因此病而殁，此其丧子，虽有兄弟，幼小无知，倘此子再死，寡母孤儿，何能经理？余聆此言，亦甚怜之。傍晚始去，见其仍卧地上，昏不知人，诊其脉，浮大数疾。因思伤寒虑亡阳，温病虑亡阴，前此杂药乱投，阴津劫烁殆尽，此时只有急存津液一法。于是用大剂增液汤合清宫汤，并调牛黄清心丸一颗与服。嘱其戚李某，明早视舌上津回，余始复诊，否则余亦无可如何也。次早来寓云，舌上津液已回，人亦稍觉清醒，延余复诊。按其脉稍缓，验其舌果有津液，嘱其照原方再服。并告知此病津液虽回，前贤尚云有汗则生，无汗则死。譬如酷暑炎蒸，非雨莫解，如此大热，非汗出何能清凉？然往往战汗，如今夜能出汗，则告知余，再来转方，否则仍无生理。是日连进药五六次，至夜半周身忽然冰冷，面唇灰白，气息微细如丝，牙关咬紧，刻许仍复大热，如此二三次，周身大汗淋漓，盖出战汗也。始如梦方醒，云腹中饥甚，天明食粥二碗。余至见其热退尽，脉亦和缓，转方用增液汤，服六七日，已能出外。但每日晡时，必微觉神昏谵语，移时始清醒，于是改用调胃承气汤，略荡其胃中燥热而愈。

尚按：温暑病误用辛温发表、燥烈升提劫其津液，涸其汗源，酿成坏症者甚多。不胜枚举。如此案之壮热无汗，谵语神昏，不过其一端耳。斯时急救津液，以解蟠燎，冀其汗出热退，则天花粉、茅芦根、梨蔗汁之甘寒生津，透热外出，似不可少。窍闭神昏，清络热必兼芳香，开里窍以清神识，则用牛黄清心丸，不及安宫牛黄丸效力之大。甚者再调入真牛黄数分，直清心脏之痰火，以开内闭，尤有速功。须知神识昏糊，甚至全然不知人事者，已不只邪陷包络矣。 （《萧评郭敬三医案》）

【评议】本案原文及萧尚之所评按语，已将病程经过、诊治思路一一交代清楚，行文雅致又不失论证明晰，笔者在此便不多赘述。案中"用大剂增液汤合清宫汤"急存津液一法，依笔者管见，与现代临床静脉补液有殊途同功之效。现代医学观点认为，高热导致严重脱水，进而可引起水电解质失衡甚至死亡，与大剂药液，不仅取其药效，更可补充体液，颇为高明。案中所谓"战汗"，其病机、治法和注意事项，可参阅吴又可《温疫论·战汗》。又如此重症得以挽救，可见中医治疗急症危症的疗效，不可低估。

脾伤湿热谷疸治案

完颜正卿丙寅二月间，因官事劳役，饮食不节，心火乘脾，脾气虚弱，又以恚怒，气逆伤肝，心下痞满，四肢困倦，身体麻木。次传身目俱黄，微见青色，颜黑，心神烦乱，怔忡不安，兀兀欲吐，口生恶味，饮食迟化，时下完谷，小便癃闭而赤黑，辰巳间发热，日暮则止，至四月尤盛。其子以危急求予治之，具说其事。诊其脉浮而缓，《金匮要略》云：寸口脉浮为风，缓为痹，痹非中风。四肢苦烦，脾色必黄，瘀热以行。趺阳脉紧为伤脾，风寒相搏，食谷则眩，谷气不消，胃中苦浊，浊气下流，小便不通，阴被其寒，热流膀胱，身体尽黄，名曰谷疸。宜茯苓栀子茵陈汤主之。

茯苓栀子茵陈汤

茵陈叶一钱　茯苓去皮，五分　栀子仁　苍术去皮，炒　白术各三钱　黄芩生，六分　黄连去须　枳实麸炒　猪苓去皮　泽泻　陈皮　汉防己各二分　青皮去白，一分

上十三味㕮咀，作一服，用长流水三盏，煎至一盏，去渣，温服，食前。一服减半，二服良愈。

《内经》云：热淫于内，治以咸寒，佐以苦甘。又湿化于火，热反胜之，治以苦寒，以苦泄之，以淡渗之。以栀子、茵陈苦寒，能泻湿热而退其黄，故以为君。《难经》云：井主心下满，以黄连、枳实苦寒，泄心下痞满；肺主气，今热伤其气，故身体麻木，以黄芩苦寒，泻火补气，故以为臣。二术苦甘温，青皮苦辛温，能除胃中湿热，泄其壅滞，养其正气。汉防己苦寒，能去十二经留湿，泽泻咸平，茯苓、猪苓甘平，导膀胱中湿热，利小便而去癃闭也。（《卫生宝鉴》）

【评议】本案先由饮食劳倦，损伤脾胃，又以恚怒伤肝，肝气横逆，再

犯脾胃，故见心下痞满，《难经》所谓"井主心下满"，"井"即指厥阴肝木为病；四肢困倦、身体麻木，俱为脾胃气虚之象；又有心火扰神，故见心神烦乱、怔忡不安；脾胃虚弱，纳谷不消，水湿不运，终致湿久化火，瘀热以行，发为谷疸，身目俱黄。《金匮要略》为方书之祖，所载方论，后世常奉为临证治病之圭臬，本案不但引其原文，"茯苓栀子茵陈汤"方中之君药茵陈、栀子，即取于"黄疸病脉证并治第十五"篇中谷疸所用的"茵陈蒿汤"。全方以茵陈、栀子、黄连、黄芩泄热，茯苓、猪苓、泽泻、防己渗湿，苍术、白术补脾胃，青皮、枳实消谷气，看似多用苦寒药，其实不然。《卫生宝鉴》著者罗天益，为"补土派"李东垣的关门弟子，深得其师真传，贯彻"内伤脾胃，百病由生"之旨，始终以顾护脾胃为本，苦寒之药虽多，剂量却小，补脾胃之药虽少，剂量则重，用"茵陈蒿汤"，又去掉其中的大黄，足见其中深意！另，黄疸出现"心神烦乱"，与现代医学所说的肝性脑病有类似之处，治疗值得留意。

湿热弥漫三焦蒙闭神窍案

某　湿为渐热之气，迷雾离间，神机不发，三焦皆被邪侵，岂是小恙？视其舌伸缩如强，痰涎黏着，内闭之象已见，宣通膻中，望其少苏，无暇清至阴之热。

至宝丹四分，石菖蒲、金银花汤送下。（《临证指南医案》）

【评议】本例为湿热弥漫三焦，蒙闭神窍之重证。当此危急关头，非寻常清化湿热之剂可以胜任，故叶氏急用至宝丹宣开心窍，着实为拯危救急计。

湿热秽邪蒙闭神窍案

某　吸受秽邪，募原先病，呕逆，邪气分布，营卫皆受，遂热蒸头胀，身痛经旬，神识昏迷，小水不通，上中下三焦交病，舌白，渴不多饮。是气分窒塞，当以芳香通神，淡渗宣窍，俾秽湿浊气，由此可以分消。

苡仁　茯苓皮　猪苓　大腹皮　通草　淡竹叶

牛黄丸二丸。　（《临证指南医案》）

【评议】"神识昏迷"，系湿热秽邪已蒙蔽神窍，用牛黄丸清心开窍正是。编者认为，若遇此等证，后世《温病全书》菖蒲郁金汤自可加入。

湿温邪入心胞案

张姬　体壮有湿，近长夏阴雨潮湿，着于经络，身痛，自利发热。仲景云：湿家大忌发散，汗之则变痉厥。脉来小弱而缓，湿邪凝遏阳气，病名湿温。湿中热气，横冲心胞络，以致神昏，四肢不暖，亦手厥阴见症，非与伤寒同法也湿温邪入心胞。

犀角　连翘心　玄参　石菖蒲　金银花　野赤豆皮

煎送至宝丹。　（《临证指南医案》）

【评议】"湿中热气，横冲心包络，以致神昏"，这是本例的病理症结所在。所拟治法，清热化湿，凉血解毒，清心开窍，与病因病机诚为合辙，遣药亦甚恰当，不愧为治温大家矣。

湿热邪入心营案

严　湿温杂受，身发斑疹，饮水渴不解，夜烦不成寐，病中强食，反助邪威，议用凉膈疏斑方法_{湿温}。

连翘　薄荷　杏仁　郁金　枳实汁　炒牛蒡　山栀　石膏

又　舌边赤，昏谵，早轻夜重，斑疹隐约，是温湿已入血络。夫心主血，邪干膻中，渐至结闭，为昏痉之危。苦味沉寒，竟入中焦，消导辛温，徒劫胃汁，皆温邪大禁。议清疏血分轻剂以透斑，更参入芳香逐秽，以开内窍。近代喻嘉言申明戒律，宜遵也。

犀角　玄参　连翘　银花　石菖蒲

先煎至六分，后和入雪白金汁一杯，临服研入周少川牛黄丸一丸。（《临证指南医案》）

【评议】湿热之邪，已由气分陷入心营，故昏谵、斑疹所由来也。初诊邪偏气分，故以透表清气为主；二诊邪入心营，故用犀角、玄参、石菖蒲、金汁、牛黄丸清营凉血，解毒开窍为务。至于二诊银花、连翘之用，盖叶天士有"入营犹可透热转气"语。

栀子豉汤涌泄法治湿热将蒙心包案

长夏湿热正盛，病初起，即壮热不止，口渴，胃脘烦闷，眼常欲合，时作谵语，乃浊邪蒙闭上焦，肺气不舒，邪将逼入心包之象。《经》云：高者越之。引邪外出，要非涌泄不为功，徒恃轻清之剂，焉能望其却病，今仿仲景栀豉汤法。

栀子十枚，生用　　淡豆豉一钱　　桔梗八分　　枳壳五分　（《南雅堂医案》）

【评议】湿温初起，即见谵语之象，案谓"肺气不舒，邪将逼入心包之象"，这与叶天士所说的"温邪上受，首先犯肺，逆传心包"的病机，有相似之处，但治法迥异，本案用栀子豉汤涌泄法，引邪外出，可谓匠心独运，别开生面。

湿热气营两燔验案

翁嘉顺之妇弟吴某，劳伤之后，发热身黄，自以为脱力也。孟英察脉软数，是湿温重证，故初起即黄，亟与清解，大便渐溏，小便甚赤，湿热已得下行，其热即减。因家住茅家埠，吝惜舆金，遽尔辍药，七八日后复热，谵语昏聋，抽痉遗溺，再恳孟英视之，湿热之邪扰营矣。投玄参、犀角、菖蒲、连翘、竹茹、竹叶、银花、石膏泄卫清营之法，佐牛黄丸、紫雪丹而瘳。臀皮已塌，亟令贴羊皮金，不致成疮而愈。　（《王氏医案续编》）

【评议】湿热发黄而见昏谵抽痉，从现代医学来看，实属肝性脑病。本例乃气营两燔之证，故药以连翘、竹叶、银花、石膏清气分之热；犀角、玄参清营凉血；牛黄丸、紫雪丹清心开窍，镇肝息风；菖蒲既能芳香化湿，又能开窍醒神，有一举两得之妙。方中似可加茵陈、山栀以退黄。

劳倦内伤虚阳浮越神昏案

脉弱无力，心中洞，入夜神昏谵语，面目皆红，烦渴微饮。是劳倦内伤，频与苦辛消导滋阴，阳愈伤则浮越，有虚脱之虑，议用仲景救逆法。

生龙骨　炒黑蜀漆　生左牡蛎　炙甘草　川桂枝木　南枣肉　（《扫叶庄一瓢老人医案》）

【评议】劳倦内伤，症见神昏谵语、面红烦渴、脉弱心空，实为虚阳浮越，用仲景桂枝加龙骨牡蛎汤救逆法，恰合病机。

气虚痰涌昏倦案

刑部主政徐凌如，劳与怒并，遂汗出昏倦，语言错乱，危笃殆甚，迎余视之，脉滑而软，为气大虚而痰上涌。以补中益气汤加半夏、附子，四日而稍苏。

更以六君子加姜汁、熟附，将两月而愈。　（《里中医案》）

【评议】气大虚合并痰上涌，堵塞清窍，故见语言错乱、汗出昏倦，病势危笃。宜标本兼治，补中益气汤加半夏、附子益气温阳化痰，后以六君子加姜汁、熟附调愈，李氏之法以补气为本，亦合仲景治疗痰饮之法"病痰饮者当以温药和之"。

寒痰内结闭塞清窍神昏案

一族伯母，即汪虚老之令岳母也，甲子年将七旬。五月间，患感寒，已经六日。服药不愈，人事不清，胸喉间一片痰声，彻夜说鬼，耳聋舌缩，危急已极。第七日，汪虚老至舍，邀为视之，两寸脉浮紧，两关滑而带结。阅其前方，悉皆麦冬、贝母、花粉、黄芩之类。余曰：表有寒邪，中有寒痰，医不用温，以散其表，复又用寒，以结其里，遂至如此其危也。余用二陈汤，加羌活，川芎，苍术，重用姜汁。服药后，吐出痰碗余，亦微有汗，人事遂清，热尽退，便进粥食。次日复视之，脉沉细而迟矣，舌纯黑，用六君子汤，加附子一钱，用人参一钱五分，连服二剂，而舌黑退。服三四剂，而平复如初。 （《医验录》）

【评议】年老体虚之人，外感寒邪不解，寒痰内结，所见神昏谵语、耳聋舌缩皆为清窍闭塞之象。前医不得其法，以清热化痰法治之，病势更甚。吴氏以二陈汤温化寒痰，后以糜粥食养，更以健脾温阳之品补其虚体而复愈。

痰热动风上扰心包神昏案

孟河丘禧保，神昏面赤，口噤不语，喉有痰声。诊脉弦滑数大。向来嗜酒，积湿生痰，积痰生热，引动肝风，上扰包络，神明出入之窍皆闭。用至宝丹一分，开水化服。神识即清，面赤痰声皆退。唯舌本强硬，语言謇涩。肝风鼓动之势虽平，络中痰热未化。用珍珠一分，牛黄一分，琥珀三分。均研末过服。天花粉三钱，川贝母三钱，化橘红五分，鲜竹沥四两，姜汁三滴冲服。连进三剂，舌转能言而安。 （《孟河费绳甫先生医案》）

【评议】痰热内扰，引动肝风，上扰心包，致神昏口噤，治以至宝丹化痰开窍，后以豁痰凉肝息风之品收功。

中风五精相并峻补验案

吴少参老先生，年五十，新得美宠，荣归祭祖，跪拜间，就倒仆，汗注如雨，浑身壮热，扶至床褥。人事不省，速接名医治疗，众医齐集，俱谓先用纯牛黄灌之。予后至，诊其脉，关尺浮数而空，两寸透入鱼际，此阴虚甚而阳亢极也，因谓病家曰：无灌牛黄，灌之即死矣。急用生地自然汁一升，人参一两，麦冬五钱，五味子一百粒，煎浓灌之，至二三服，神气稍定，汗止。是夜似睡非睡，至五更时，作恐惧状，如人将捕之，至清晨，又作盛怒状，骂詈不止，至午间，又大笑一二时，至薄暮，又悲泣自此夜静日作，病家以为鬼祟，众医束手。予思之，此即《内经》所谓五精相并也，并于肾则恐，并于肝则怒，并于心则喜，并于肺则悲。刘河间云：平时将息失宜，肾水不足，心火亢极，乃显此症。夜间阴盛邪乃暂息，日中阳隆，遂游行五脏而无已时也。仍用前方减人参之半，旬日间，或但悲笑，或但骂詈恐惧，人事时省时不省，饮食与之尽食方止，不与不思索，大小便亦通。至半月后，而诘妄不作，自后调养气血之药，至百剂而始愈。

卢绍庵曰：肾水衰极，火无制而游并五脏，五更肾水用事之时，火并而作恐惧状，清晨肝木用事之时，木并而作怒骂状，日中心火用事之时，火并而作喜笑状，薄暮肺金用事之时，火并而作悲泣状。兹有吴公之奇症，故天生先生之奇人以治之，有先生之绝技，故天假吴公之怪病以显之耶！（《陆氏三世医验》）

【评议】本例陆氏据其脉"关尺浮数而空，两寸透入鱼际"，辨证为"阴虚甚而阳亢极"，故力排前医纯用清心解毒之品，主张用生脉饮加生地汁以滋阴息火，益气救脱，方中生地汁独重，旨在滋填肾阴，以制亢盛之阴火，生脉饮益气固脱。药后神气稍定，汗止，病有转机，惟神志时恐时怒时喜时悲，陆氏爰用《内经》"五精相并"之说析之，仍以前法治之，半月后诘妄不作，病渐向愈，后以调养气血继之，渐获痊愈。处方用药，丝毫未及祛风之品，显属"正气自虚"的类中风。案中引刘河间"平时将息失宜，肾水不足，心火亢极，乃显此症"，点出了是患病因病机的症结所在，这对中风的预防和辨证施治，很有裨益。

中风闭证验案

运使王公叙揆，自长芦罢官归里，每向余言，手足麻木而痰多。余谓公体本丰腴，又善饮啖，痰流经脉，宜撙节为妙。一日忽昏厥遗尿，口噤手拳，痰声如锯，皆属危证。医者进参、附、熟地等药，煎成未服。余诊其脉，洪大有力，面赤气粗，此乃痰火充实，诸窍皆闭，服参、附立毙矣。以小续命汤去桂、附，加生军一钱，为末，假称他药纳之，恐旁人之疑骇也。戚党莫不哗然，太夫人素信余，力主服余药。三剂而有声，五剂而能言，然后以消痰养血之药调之，一月后步履如初。　　（《洄溪医案》）

【评议】患者形体丰腴，又善饮啖，痰湿之体可知。卒发中风昏厥，诊得脉象洪大有力，面赤气粗，医者辨证为"痰火充实，诸窍皆闭"，显属实证闭证无疑。药用小续命汤去桂、附加生军，遂获桴鼓之效。

中风用涌吐法验案

李思塘令堂，年已周甲矣，身体肥盛。正月间，忽得中风卒倒不省人事，口噤不能言语，喉如拽锯，手足不随，医者投牛黄丸二三丸不效，急煎小续命汤灌之亦不效。予诊六脉，浮洪而滑，右手为甚。盖思塘家事甚殷，且孝事其母。日以肥甘进膳，而其母食量颇高，奉养极厚，今卒得此患，形气犹盛，脉亦有余。《内经》云：凡消痹击仆，偏枯痿厥，气满发逆，肥贵人则膏粱之疾也。又云土太过，令人四肢不举，宜其手足不随也。即丹溪所谓湿土生痰，痰生热，热生风也。当先用子和法涌吐之，乃以稀涎散齑汁调灌之，涌出痰涎碗许。少顷，又以三化汤灌之，至晚，泻两三行，喉声顿息，口亦能言，但人事不甚省知，上下之障塞已通，中宫之积滞未去也。用加减消导二陈汤投之，半夏、陈皮、茯苓、甘草、枳实、黄连、莱菔子、木香、白蔻仁。每日二服，数日后，人事渐爽，腹中知饥，乃进稀粥，第大便犹秘结，每日以润字丸五分，白汤点姜汁送下。自此旬日，手足能运，而有时挛拘，大便已通而常燥，意涌泄消导之后，血耗无以荣筋，津衰无以润燥，用四物加秦艽、黄芩、甘草数十帖，调理三月而愈。

卢绍庵曰：肥人多痰，膏粱又能生痰，少壮元气旺盛则能运行，高年元气衰微，淤积为碍，病发类乎中风。他医误以真中风法治之。竟不见效，先生惟行痰而病去，治其本也。　（《陆氏三世医验》）

【评议】患者嗜食肥甘，奉养极厚，以致身体肥盛，痰湿之体可知。卒得中风不省人事，其病因病机当符合朱丹溪"湿土生痰，痰生热，热生风"之说。陆氏凭症参脉知痰涎瘀热壅盛，上下阻塞所为，故首用稀涎散催吐，涌出痰涎甚多，继用三化汤（厚朴、大黄、枳实、羌活）泻下瘀热，使上下障塞已通，病情化险为夷，后经调治，终获痊愈。本案引《内经》"凡消瘅击仆，偏枯痿厥，气满发逆，肥贵人则膏粱之疾也"。盖消瘅即消渴，古人从实践中观察到消渴之人易患中风，这与现代医学认为糖尿病常并发心脑血管疾病颇相吻合，祖国医学的超前意识，于此可见一斑。

误治而成坏疫案

油潭吴中岳孺人，先感风邪，后伤饮食。发热头疼，腹中作胀。医与巴豆丸泻之而热不减。后医又以大黄重泻之，而热亦如初。再后医谓泻而热不退者为虚，大用参、芪、白术补之，补经四日，神气昏沉，不知人事。乃敦予诊，左脉弦数，右关尺沉数有力。舌尖沉香色，舌根焦黑芒刺。语言含舌不清。扣前服药，始知妄下妄补，不思饥馑之余，疫气为厉，误成坏症，危而且殆。姑以知母、柴胡各三钱，石膏六钱，枳实、天花粉各五分，粉草、黄芩、麦冬各一钱，山栀子、生地黄各七分，人参六分，竹叶三十片，生姜三片，水煎饮之。中夜后人事稍清，微有汗，舌稍柔和，语言已不含舌，骎骎然有生气矣。次日，前方减去地黄，加白芍药，舌心焦黑尽退，诸症十减其七。但大便五日未行，遍身尚痛，咳嗽。与七制化痰丸两帖，再以石膏二钱，麦冬、贝母各一钱，前胡、枳实、黄芩、栀子各六分，甘草三分，桑白皮八分，煎服而安。（《孙文垣医案》）

【评议】疫病妄下妄补，遂成坏证，出现神气昏沉，不知人事等恶候，后据证投以竹叶石膏、小柴胡、白虎汤合化，既清邪热，又养气阴，使病情转危为安。细绎本例救误之方药，多出自《伤寒论》，可见经方治疫，只要辨证正确，效果甚为显著，值得重视。

治疫参合运气案

雍正十年，昆山瘟疫大行，因上年海啸，近海流民数万，皆死于昆，埋之城下。至夏暑蒸尸气，触之成病，死者数千人。汪翁天成亦染此症，身热神昏，闷乱烦躁，脉数无定。余以清凉芳烈，如鲜菖蒲、泽兰叶、薄荷、青蒿、芦根、茅根等药，兼用辟邪解毒丸散进之，渐知人事。因自述其昏晕时所历之境，虽言之凿凿，终虚妄不足载也。余始至昆时，惧应酬不令人知，会翁已愈，余将归矣。不妨施济，语出而求治者二十七家，检其所服，皆香燥升提之药，与证相反。余仍用前法疗之，归后有叶生为记姓氏，愈者二十四，死者止三人，又皆为他医所误者，因知死者皆枉。凡治病不可不知运气之转移，去岁因水湿得病，湿甚之极，必兼燥化，《内经》言之甚明，况因证用药，变化随机，岂可执定往年所治祛风逐湿之方，

而以治瘟邪燥火之证耶？（《洄溪医案》）

【评议】徐洄溪为清代医家，较叶天士晚出，曾对叶天士《临证指南医案》做过评定。观此案，虽见神昏、闷乱烦躁等极重之症，但用药轻灵可喜，无疑受叶氏影响。案中谓"治病不可不知运气之转移"，确是经验之谈。证诸临床，如疫病的发生和流行，与运气不能说无关，其治疗亦需参合运气而立法遣药，本案对此有所阐发，值得深思。

邪热入营用透营宣窍救液法获愈案

贡　据述时疫脉数，热渴晕闷，误用苍、芷劫液，柴、葛升阳，遂至躁烦谵妄，舌黑齿焦，循衣撮空，此邪热入营，将变昏痉，为棘手重症。遥拟透营宣窍救液法，用犀角（磨汁）五分，鲜生地五钱，干生地三钱，山栀、连翘、赤芍药各二钱，鲜石菖蒲四钱，鲜藕、西瓜翠衣各二两。二服神清舌润，去犀角、鲜生地、石菖蒲、西瓜翠衣，加茯苓二钱，灯心八分，六一散六分，冲服。彻热渗湿而平。（《类证治裁》）

【评议】热疫而用辛温升阳之品，致热灼津伤，邪入心营，变成谵妄昏痉重症。治宗温病学家清营宣窍救阴法，遂使神清舌润，病获转机。鄙意清心开窍的至宝丹、紫雪丹、牛黄丸，亦可加入，效当更佳。

大头瘟人事不省案

张孝廉后渠，丁年，患大头疫。头大如斗，不见项，唇垂及乳，色如紫肝，昏愦不知人事。见者骇而走，其年疫甚疠，人畏传染，致废吊庆。

张与考功公子，同受《春秋》于会稽陶春源所，陶邀予诊之。其脉皆浮弦而数，初以柴胡一两，黄芩、玄参各三钱，薄荷、连翘、葛根各二钱，甘草一钱。服三剂，寒热退，弦脉减，但洪大。予知其传于阳明也。改以贯众一两，葛根、天花粉各三钱，甘草一钱，黑豆四十九粒。一剂，肿消其半，再剂，全消。浆粒不入口者二十一日，再与小柴胡汤，两剂服之，始纳干糕如指者二条，次日进粥，而渐平矣。丁酉秋闱报捷。（《孙文垣医案》）

【评议】大头瘟出现昏愦不知人事，绝非轻证。李东垣治此有普济消毒饮之制，临床历验不爽。反观本例之治法，首诊方以小柴胡汤合连翘、元参之属，复诊更突出清热解毒，治法虽不能说不对，但用药尚欠贴切，不若以普济消毒饮投之，似更的对。

大头瘟重证案

金溪令净涵臧公尊堂太夫人，以季春眉寿，连看戏文二十余本，且多食鱼腥虾蟹，偶发寒热，三日不退，第四日，左耳前后及颊车皆红肿，第五日，右边亦肿，第六日，肿及满头，红大如斗，眼合无缝，昏愦不知人事，谵语若有邪祟，粒米不进者八日，举家惊惶，逆予为治。诊其脉六部皆洪长而数，予曰：此大头疫也。即以贯众、石膏各六钱，柴胡、葛根各三钱，赤芍药、天花粉各二钱，甘草一钱，黑豆四十九粒，水煎服之，日进二帖，脉始减半。第九日，方进粥饮半盅。前药除石膏，又四帖而安。是役也，人皆为予危之，谓八十之尊年，八日之绝粒，头大如斗，体热如燔炭，昏愦谵语，乃不去而治，何冥行不知止如此。而其婿闵怀海亦言病势如此，吾心亦危疑，见先生安闲而甘寝食，赖以少慰。予曰：此疾为阳明、少阳二经热壅而然。夫阳明多气多血之经也，以高年故不敢用硝黄，惟投以轻清解散之剂，使因微汗而解。症脉相对，虽重可生。假如人言以高年病危而弃不治，岂惟非医之存心，于病家相托之意亦孤矣，可乎哉！（《孙文垣医案》）

【评议】昏愦谵语，一般为邪入心胞之候，大头瘟见此症状，实属极重之证。李东垣治本病曾创制普济消毒饮，疗效卓著，后世广为应用。本例所用方药别具一格，可资借鉴，尤其方中贯众一药，现代研究证实有抗病毒作用，用于本病，十分熨帖。鄙意似可加入牛黄丸等清心开窍之品。

疫痧邪入营血案

乙酉正月中旬，疫痧大作，是燥火刑金，医投三春温散，死者大半。有庄芳者，年方壮盛而患疫痧，肤赤如朱，有汗热炽，咽痛喘咳，舌绛苔黄，神昏脉数，口渴欲饮。温邪既陷宫城，屡投清透，正如隔靴搔痒，而疑症神昏谵语渐增，勉予大剂救津涤邪，病不增减，遂以犀角地黄汤加味，以清热化毒，二剂神清咳血，知其热从血去；仍以清营化热，数日而愈。（《慎五堂治验录》）

【评议】疫痧多属热疫，本例已出现一派营血热毒燔灼，邪陷心宫之危象，故清透之剂有病重药轻之嫌，改用犀角地黄汤加味，凉血清营解毒之功甚彰，药中鹄的，邪得外泄而解。

大头瘟误治濒死得救案

同治七年三月，余年二十三岁，友人沈云章，嘱余至渠乡定期设诊，余从其请。甫至之日，即有开茶肆之龚某谓余曰：西村有沈妪，年六十八，面生一疔，外科某先生连诊两次，第一日开三刀，第二日开四十刀，昨已辞谢不治，今且待毙，此间诸人，意欲恳先生一尽义务，可邀俯允否？余曰：可。旋一人曰：今日先生初期，未曾开诊，恐去而沈妪已死，奈何？曰：无妨。昔余先曾祖在田公初至刘河，即愈一已死之奴，设今遽去，或未死也。遂与众俱往，至则亲朋数十人，悉为之料理后事。察其病，则头大如斗，又敷末药，几乎五官不辨。诊其脉，浮而细数。扪其肤，燥而灼热。问诸旁人，则云七日不食，身热无汗，昏不知人。又问前医云何？曰：据称疔疮走黄，昨进犀角地黄汤一剂，费钱一千七百文，服之而无效，症既不治，故为之预备后事也。余曰：盍再费数十文药资，为之一治何如？众曰：苟能挽救，虽千钱亦不惜，况数十文乎？余遂投以普济消毒饮，去升麻、柴胡、连翘、甘草，加荆芥、防风、蝉蜕等味。告以服后身得汗，而面起泡者，便有转机，并嘱洗去敷药。翌晨果有人来驰报云：汗出泡起，症势已松，先生真神手也，请往复诊。于是改小其制，嘱连服两剂，并在面上刺泡去水，而以染坊之靛青水敷之。又三日，霍然愈矣。（《医案摘奇》）

【评议】 大头瘟误作疔疮施治，致病势益剧，几濒于死。幸傅松元（注：《医案摘奇》作者）认病的当，用普济消毒饮加减以治，使头大如斗、昏不知人等危证得以转机。外敷药靛青，功擅清热解毒，善治时行热毒。内外兼治，药专效宏，遂霍然而愈。

伤寒发斑神昏案

治钱仲昭伤寒发癍危症奇验

钱仲昭患时气外感，三五日发热头疼，服表汗药，疼止热不清，口干唇裂，因而下之，遍身红瘢，神昏谵语，食饮不入，大便复秘，小便热赤，脉见紧小而急。谓曰：此证全因误治，阳明胃经表里不清，邪热在内，如火燎原，津液尽干，以故神昏谵妄，若瘢转紫黑，即刻死矣！目今本是难救，但其面色不枯，声音尚朗，乃平日保养肾水有余。如旱田之侧有下泉未竭，故神虽昏乱，而小水仍通，乃阴气未绝之征，尚可治之。不用表里，单单只一和法，取七方中小方，而气味甘寒者用之，唯如神白虎汤一方足以疗此。盖中州元气已离，大剂、急剂、复剂俱不敢用，而虚热内炽，必甘寒气味方可和之耳。但方虽宜小，而服药则宜频，如饥人本欲得食，不得不渐渐与之。必一昼夜频进五七剂，为浸灌之法，庶几邪热以渐而解，元气以渐而生也。若小其剂，复旷其日，纵用药得当，亦无及矣。如法治之，更一昼夜而病者热退神清，脉和食进，其瘢自化。

胡卣臣先生曰：病与药所以然之地，森森警发。（《寓意草》）

【评议】 本例为伤寒神昏发斑危症，系阳明气分热证而妄下，邪热未衰，仍是白虎汤证。值得关注的是，本案根据病情，突破了服药一日一剂的传统习惯，如说："方虽宜小，而服药则宜频……必一昼夜频进五七剂，为浸灌之法，庶几邪热以渐而解。"这对病证较重较急者，恐药力不相接续，可采用此法。我们既往从事"乙脑"临床研究时，因本病危急而发展迅速，也曾采用此法，收到了较好效果。

阳明腑实神昏案

苏州柴行倪姓，伤寒失下，昏不知人，气喘舌焦，已办后事矣。余时欲往扬州，泊舟桐泾桥河内，适当其门，晚欲登舟，其子哀泣求治。余曰：此乃大承气汤证也。不必加减，书方与之。戒之曰：一剂不下则更服，下即止。遂至扬，月余而返，其人已强健如故矣，古方之神效如此。凡古方与病及证俱对者，不必加减；若病同而证稍有异，则随证加减，其理甚明，而人不能用。若不当下者反下之，遂成结胸，以致闻者遂以下为戒。颠倒若此，总由不肯以仲景《伤寒论》潜心体认耳。（《洄溪医案》）

【评议】本案神昏乃阳明腑实引起。盖难者不会，会者不难，经方之用，效如桴鼓。案中所曰"凡古方与病及证俱对者，不必加减；若病同而证稍有异，则随证加减"，确是熟谙经方，精于临床的有得之见。

大热汗出神昏谵语脘腹拒按案

庚寅夏，余客天津。金陵张君卧楼患病二旬，来延余诊。脉浮细而疾，面赤舌赤，目呆耳聋，神昏谵语，身热汗出，烦躁不寐者八日，米饮不进者六日，小便短赤，大便先溏后结，令人按其脘腹拒不欲按，至少腹更不能按。明是大热之症，中有结粪，非急为清下不可。因合白虎承气，去川朴、粳米，加元参、花粉、竹叶、芦根为方。并告其仆曰：服药外，恣饮西瓜水。余去，又有医至，虑病久正亏，所药过峻，不敢与服，改用牛黄清心丸法，入夜，猝起发狂，越户，仆地，举室骇然。其仆记予临去时，有恣饮西瓜水一语，即用西瓜取水饮之。神稍定，扶而入。比明，又延余往，见证较昨益危，询知其故，因告之曰：釜底抽薪之法，古人正为此等热症设也。不通下窍，则上中二焦火，清亦无功，余岂不揣病情，轻以猛药与人者？实因势已垂危，不如此则不救，迫于弗得已也。仍用前方加小生地、麦冬，饮药一时许，即安睡，至夜大便一次，明晨又大便一次，神识俱清，能进粥饮。即日又诊，比余至，时刚午刻，神识又昏，人谓此必病退正虚之兆，余曰：不然，面色尚赤，脉象尚数，按至少腹，尚有欲拒之状，见证仍实而不虚，神识复昏，实缘巳午二时，阳气极盛，外火引动内火，相因而炽故也。今再服前药一剂，服后，睡如昨，合亦如昨，从此神清，不复昏矣。后去生军、芒硝，专服石膏、生地等药至六十余剂，每剂膏、地必用两许，并饮西瓜至三石而后瘥。 （《诊余举隅录》）

【评议】从案中患者神昏谵语、烦躁不寐、米饮不进、脘腹拒按等来看，症情紧急，病势已危，当速以清下之法治之。然虽予"白虎承气"良方，却被后医延误，以致症势比前日更甚。所幸又予前方加味，病情有所缓解，但仍有反复。察其脉症，面色仍赤，脉象亦数，少腹拒按，乃前证未尽去矣，故仍以前方建功。之后，结粪虽去，热邪尚存，阴津已伤，故予石膏、生地、西瓜等清热滋阴生津之品调理。

热郁伤暑误用桂附案

丙辰春，余需次入秦，西安守沈小梅，余内阁前辈也。时税骖，即召余入漱局，昕夕相从，蒙其奖拔，信足感也。是年至四月不雨，至于六月旱甚，大吏忧之，谋所以祈雨者，星甫年伯以八卦坛进，遂延僧道数十人讽经设醮，派余及州县数人监其事。小梅素壮，自是夙兴夜寐，奔走不惶，兼旱天酷暑，事务增烦，遂得热病，烦躁不安，精神昏瞀。余在雨坛未知其事，越日，小梅不来，问两首县则曰：太尊病两日矣。问何病，两县不能悉言。次候补府何保如仆从而来曰：小梅之病甚危，外似实症，内实虚寒，已进桂附理中汤，不知可获效否？因问其脉，保如以微对。余心窃以为不然，而未知形症，不敢辨也。盖小梅浙人，保如亦苏产，恐俗医误事，故延保如治之。次日，星甫惶恐而来曰：小梅病危在旦夕，昨服药后，益僵不能动，仅存余息而已。余告同人恐不至此，小梅病当是药误，急登舆而视之。至署，则阖家环泣，幕僚咸啧啧耳语。余急止之曰：病才数日，未必不可治，请一视之。其子似竹，急揖余曰：老伯既解此，宜施拯救，前实不知。随入视之，小梅横卧，呼之不知，面汗出如油腻，气息粗急，视其腹，浑身如赤，按之鼓甚，且鼻有血涕，两目白珠全红，口吻肿破，舌强不可卷伸。问饮食乎？曰：不食三日矣，惟饮水而嫌热。问二便乎？曰：点滴全无。诊其脉则丝毫不见，而血络棱起带紫色。乃告其家人，此实热内郁，外伤于暑。保翁误认为虚寒，投以桂、附，若再服则九窍出血，遍体紫黑而毙矣！幸气息尚盛，虽危尚可治，勿忧也。为立一方，以大承气汤、白虎汤、六一散合之。其幕孙桂珊曰：南人畏大黄、石膏如鸩毒，今用至数两之多，恐虎狼之性戕人命也？余曰：病势至重，轻剂断不能达。孙曰：南人脾胃虚弱，不比北人强壮，宜少减之。余不得已请之曰：古人留石膏、大黄专为北人耶？抑为天下后世耶？君如此多疑，以为可则进，不可则否，余不能误人性命，急拂衣而起。其家见余言激切，急煎服之。而其子留余不使出署，越二刻许，小梅呻吟求凉水，目开而语出。家人禁其饮凉，余曰：尽饮之无伤也，乃饮凉水两碗。刻许，而呼小便，下如血。余曰：何如？至晚，则胸腹雷鸣，下黑粪数十粒，精神渐爽。家人共喜，急告以故，次早肩舆迎余，握余手曰：蒙君再生，感激无既，前药尚可服否？余曰：一服始通，病尚未清，连服三四乃可，君何怯焉？凡五服，而病全除。数日后，小梅问余曰：大黄素实不敢沾口，今借此得愈，深为南人卖。余曰：前辈固南人，而京居十数年，脾胃亦与北人等。况医之一道，认病为先，不必存南北之见。小梅又欲服参补虚。余曰：本不虚，何容补？如参茸能壮人，则神农、后稷何不教人食参茸而食五谷乎？小梅拍案曰：痛快之论，得未曾有闻者，咸首肯焉。（《醉花窗医案》）

【评议】患者病于夏月旱天酷暑，本就劳作过度，汗出津伤，后又感受暑邪，暑为火热之邪，其性炎烈，伤人正气，耗伤阴液，导致津伤气脱，前医者以脉微而诊为外热内寒之真寒假热证，投以辛温的桂附理中汤，补命门之火兼温中补虚，然患者本就燥热内结，误投桂附之后，无异于负薪救火，体内热甚伤津耗气之势更甚，故见神昏、面汗出如油、腹赤如鼓、鼻血目红、口肿舌强、二便全无等征象。王氏急以大承气汤、白虎汤、六一散合以治之。大承气汤急下热结以存阴，白虎汤清热生津，透邪外达，六一散清热解暑且有利尿之功，使热从小便而去。《伤寒论》中少阴三急下中有一条："少阴病六七日，腹胀不大便者，急下之，宜大承气汤。"此案热邪传入阳明、耗气伤津甚至见有昏厥舌强、气息粗急、汗出如油之脱势，乃当果断下之，急救欲绝之肾水。另关于用药的南北体质差异，虽然《黄帝内经》有"西北之气，散而寒之；东南之气，收而温之"之说，但临证要审证求因，灵活遣方，有是证用是药，不必存南北之见。

辛温开启暑热闭厥案

逢年岁热甚，凡道路城市昏仆而死者，此皆虚人、劳人，或饥饱失节，或素有疾，一为暑气所中，不得泄即关窍皆窒，非暑气使然，气闭塞而死也。古方治暑无他，但用辛甘，发散疏导，心气与水流行则无害矣，宜姜葱汤调益元散。崇宁乙酉，吴为书局时，一马夫驰马出局下，忽仆地绝。琇按：此由动而得之，是为中暍。急以五苓大顺散灌之，皆不验，已逾时。同舍王相使取大蒜辛温一握，道上热土补胃杂研烂，以新水甘寒和之，滤去渣，决其齿灌之，少顷即苏。至暮，此仆为吴御马而归，乃知药病相对有如此者。此方本徐州沛县市门，忽有板书钉其上，或传神仙救人者。沈存中、王圣美皆著其说。而吴亲验之。出石林老人《避暑录》。（《名医类案》）

【评议】暑病治法，一般如叶天士引用张凤逵所说："暑病首用辛凉，继用甘寒，再用酸泄、酸敛。"然而此案所展示的是温热药在暑病治疗中的应用。病起于风餐露宿、冒暑疾行，或起于过劳伤脾，素有旧疾，复又伤于暑温，气机闭塞，昏仆不省人事。王纶《名医杂著》有云："治暑之法，清心利小便最好。"六一散（益元散）中滑石清心解暑，导热从小便而去，为清暑利湿之良药，加葱姜调服，兼有解表和中之效，使三焦通利，表里相合，气机舒畅，不至于"气闭塞而死也"。马夫猝然中暑昏厥，投五苓大顺散无效之际，用大蒜、热土、甘寒新水治之，乃是取辛温开中阳、畅气机、利三焦之意，但不可过用，以防化燥增热伤阴之弊。

产后伤暑神昏案

昭文幕友张筱洲之妻，生产正在酷暑，新产两朝，猝然神昏颠倒，言语错乱。余诊之，见喘息气粗，脉洪数极大，汗出如珠，口渴烦躁。余曰：此乃热中于里，逼阴外出而大汗，仲景白虎症也。即将席置地上，令产妇卧于地，用盆置井水于旁，使其安卧片时，神识渐清，气亦渐平，脉亦稍静。即拟仲景白虎合竹皮、竹叶之意，进以石膏、竹茹、竹叶、知母、白薇、鲜石斛、益元散、绿豆衣、丹皮、花粉、青荷叶、西瓜翠衣、甘蔗汁，大队甘寒之品。服后至晡，神清热减。仍令其移卧于床，进以稀粥，仍以甘凉之剂调理而愈。若拘于产后不可见风，不得服药，此症岂能挽回？琴地风俗，新产之后，往往窗户密闭，帏幕重遮，酷暑不异严寒，以致产妇汗多伤阴，而变为郁冒痉厥者，或竟有触秽中热而死者，不亦大可异哉。（《余听鸿医案》）

【评议】酷暑月令生产，产后气血未复，盛夏炎热，气温骤升，门窗密闭，暑热之邪侵入阳明气分，耗伤津液，扰乱心神。此乃热中于里，神昏言语错乱、口渴烦躁、汗出如珠、脉洪数极大，此乃典型的白虎汤证，遂投大队甘寒之品，使暑热得泄，神清而安。值得提醒的是，对于妇人产后诸病治法，若经常拘于旧习，产在暑月仍封窗关门、身着厚衣、进食温补，伤于暑热而禁用寒凉，恐危害大矣。

清暑充液治伏暑神昏案

关颖庵，患寒热，医者泥于今岁之司天在泉，率投温燥，以致壮热不休。阮某用小柴胡和解之治，遂自汗神昏，苔黑舌强，肢瘈不语，唇茧齿焦。张某谓斑疹不透，拟进角刺、荆、蒡；越医指为格阳假热，欲以附子引火归原；眉批：因前医之误，而始思转计，已非良医所为，况明睹温燥表散之害，而仍蹈覆辙，焉足云医。许芷卿知为伏暑，而病家疑便溏不可服凉药，复逆孟英诊之。曰：阴虚之体，热邪失清，最易劫液，幸得溏泄，邪气尚有出路，正宜乘此一线生机，迎而导之，切勿迟疑。遂与芷卿商投晋三犀角地黄汤，加知、麦、花粉、西洋参、元参、贝、斛之类。大剂服八九日，甫得转机。续与甘凉充液，六七剂，忽大汗如雨者一夜，人皆疑其虚脱。孟英曰：此阴气复而邪气解也，切勿惊惶。嗣后果渐安谷，投以滋补而愈。继有陈菊人明府乃郎，病较轻于此，因畏犀角不敢服，竟致不救，岂不惜哉！（《王氏医案续编》）

【评议】本案为伏暑新感引动伏气，但误用辛温之后，暑湿化燥化火而入营入血，大伤津液，扰动心营，神昏舌强。王氏在治疗时果断投以犀角地黄汤加味，清暑凉血，养阴充液，转危为安。

伏暑伤正救津泄邪案

边屏成，壬午十月初一日，苏家。正在种年，伏气晚发，疹出即隐，灼热无汗，时觉肢末形寒，神迷谵语，呼之即清，胸闷气喘，大便溏薄，舌色干黑，由根至尖边质红鲜，齿枯黑，唇燥裂，口渴，脉弦细。审症情是伏气内陷，营卫交病，胃津欲竭，太阴气化失司。其大便时泄者，肺与大肠相表里，亦由热迫下泄耳。病情叵测，棘手之至，勉拟救津泄邪，邪能外达，或疹或痢或疟则幸甚。

鲜石斛_{八钱} 枇杷叶_{一两} 黑豆卷_{五钱} 忍冬藤_{五钱} 川贝_{四钱} 薄荷_{七分} 绿豆衣_{三钱} 二生稻_{一两} 射干_{五分} 元参_{四钱} 嫩白薇_{一钱半} 鲜桑叶_{五钱} 蝉衣_{七分} 竹茹_{三钱} （《慎五堂治验录》）

【评议】伏暑发病，发于气分则轻，发于营分则重。吴鞠通有云："霜未降而发者少轻，霜既降而发者则重，冬日发尤重。"此案患者伏暑晚发，"营卫交病，胃津欲竭"，以致神迷谵语、胸闷气喘危症蜂起，急拟"救津泄邪"，力促伏暑之邪外达。

针药并治暑闭卒厥案

武林吴子翁女，陆点翁孙媳也。丁亥冬患伏暑症，卒然厥逆，目瞪神昏。点翁急束召余，余往诊之。脉沉数有力，确系暑邪内闭，以夜分不能用针，急刺十指出血，及曲池、人中，方用石菖蒲、郁金、竹沥、石膏、藿香、槟榔等，先调紫雪丹八分。次早复诊，症复如前，乃用针从印堂刺入，沿皮透两率谷，开目知痛，余即告以无妨。凡治卒厥，及小儿急惊风症，全视此穴针入得气与不得气，以及顶门入针之知痛与否，决其生死。如印堂针入无气，针下空虚，如插豆腐，及顶门针入不知痛苦，虽华扁亦难再生。此症针毕，即能开言。而方则仍主芳香利窍通神之品，数剂即愈。（《一得集》）

【评议】吴鞠通《温病条辨》云："邪入心包，舌謇肢厥，牛黄丸主之，紫雪丹亦主之。"此案患者冬患伏暑，脉沉数有力，为热厥，急当清热开窍。作者针药并用，开窍醒神，佐以芳香利窍之品善后。

伏邪沉积脏腑经络案

余姻亲蒋伯渠之侄女，年二十，秋间病寒热，市医为之表散，二剂而愈。隔二日，天将明时，忽来叩门，而速予往。予至，则病者神识昏迷，已如尸寝。据云：三更时一觉烦闷，便目闭神昏气绝，片刻则醒，醒片刻又绝，半夜已气绝五次。诊其脉，六部俱无，面色一团黑滞，舌苔秽浊而厚。此本伏邪，因受感而见寒热，一为表散便解，其伏邪犹未动也。然是即药线也，为今夜发病之兆矣。其秽浊有形之邪，伏藏既久，蓄势必紧，如地雷火发，势之暴烈，难以言喻。故一发则上犯心肺，五脏皆邪气弥满焉。得不神昏窍闭如尸寝乎？但邪在胸膈，难用下夺之法，令急召康老（剃头匠，刺痧闭症颇效）刺其四末，透风泄邪，另用黄连等极苦极辛之剂，以清降上焦，俾浊邪下行，神气稍清，然后再按法正治。刺后即连灌煎药两剂，果神气稍转。明日复诊，脉仍未出，病仍如旧，乃仿达原饮方，用川厚朴三钱，苍术三钱，草果仁打碎后下一钱，枳壳二钱，川黄连一钱五分，黄芩二钱，大黄五钱，芒硝四钱，木香一钱，水煎与服。周时，始得大解，粪如烂酱，臭恶不堪，人事始清。但下后恶寒战栗，床帐动摇，举家忙乱。予初闻之，亦颇惊骇。以下后复作寒战，古人谓为犯忌，在下后三戒之内。继而自悟曰：此病与伤寒大承气症有别。承气症邪热，燥粪结于肠胃，一下则热清结解，不当再见表症。若再见寒热，非认病不真，下之不当，即正虚而成坏症，故下后忌此也。此病乃伏邪为患，秽浊污垢之气蓄之既久，非独腑腑间邪气积满，即经络中邪气亦皆充斥。脏腑窒塞之时，气极壅闭，经络之邪无可发泄，故病虽极重，而无寒热头痛症也。今大便一行，脏气稍通，经络之邪始得外发，此刻既有大寒，寒后定有大热，热后定有大汗，通身外邪皆可因之解散，实此症之幸事也。大热大汗，汗直至足。果如所言，是日即未服药。第四日复诊，脉则浮弱而数，不甚受按；面上黑滞未退，肢体软弱，心烦腹痛，溺仍未清；舌苔仍垢腻，舌本深紫，此邪气尚重也。原方加大腹皮三钱与服，至三更，行大便甚多，仍臭恶不可近。第五日复诊，各症俱减，面色稍转，脉反实大数而有力，舌苔厚腐浮起。知其积滞已动，乘势利导，不难扫除尽净也。原方减去芒硝二钱，再与服一剂。服讫，连行大便两次，几有半桶。舌苔退尽，脉来弱小，人事安妥，亦能稍食薄粥。前此数日，粒米未能入口也。但神虚体弱，终日欲寐，恶闻响声，知邪去正虚。为制健脾利气之方，加以饮食调理。月余，始能起床。两月，始能健旺。其受病之深，发病之重，不多见也。若非体壮年轻，何可望其生全哉！（《崇实堂医案》）

【评议】伏邪多由外感当令时邪引动而发，治疗上一般采用表里双解，或者先表后里之法。然初起邪袭卫表，易单诊为外感，解表后里邪未清，故伏暑发之，病势汹涌，湿热郁结伏于膜原，阳气阻遏不能达于肌表，正邪反复交争，遂时醒时昏，病位于胸膈，不能妄下，结合针刺透风泄邪以开窍，然后以黄连等极苦之剂清泄上焦之火，此乃治之以急。待神气稍复，施以达原饮加减方，草果、厚朴能破庚气所结，除伏邪之盘踞，三味协力，直达膜原，使邪气溃败，迅离膜原，另外还用了大黄、芒硝、枳壳，有承气汤之意，通腑泄热，消散热结。而后又下后复作寒战，医者认为乃是脏腑与经络俱受邪，而"今大便一行，脏气稍通，经络之邪始得外发，此刻既有大寒，寒后定有大热，热后定有大汗，通身外邪皆可因之解散，实此症之幸事也"。

温邪误认伤寒案

耿　深秋阴疟，冬初重感异气，寒热呕闷，医谓伤寒，发表不应。即用承气，更加苍、朴，头晕壮热，烦渴下利。更医，亦谓伤寒漏底，症属不治。延至目闭语谵，唇泡齿黑，舌干焦而缩。伊祖系予隔邑从姑丈，年八十矣。来曰：三子仅存此一线，今病至危奈何？诊脉右虚数，左弦数。予谓：此温邪耳。病在上焦，只宜轻剂疏解气分，硝、黄苦寒直降，与无形弥漫热邪何干。苍、朴温燥，劫津助灼，今液涸神昏，邪入心包。急速生津清热，扫涤心包痰阻，庶望转机。犀角五分磨汁，鲜菖蒲三钱（捣汁冲服），山栀、连翘各八分，鲜生地、鲜石斛各五钱，沙参、蒌霜、麦冬、贝母各二钱，竹茹三钱。一服舌润神苏热减。因小水短赤，原方加元参二钱，灯心、车前各五分，再服热退索食。颐下肿痛，是名遗毒，由感症初失于疏理，仍须清解主治。用豆豉、桔梗、花粉、竹叶、牛蒡、贝母、翘、陈、归、草。数服而消。（《类证治裁》）

【评议】深秋冬初燥金主令，肺属燥金，故秋燥病初多发于肺卫，若误认秋燥温病为伤寒，辛温发表后燥热更甚，表邪不解而先攻下，上焦燥热入里化火，致使肺胃津伤，唇泡齿黑，舌干焦而缩；热入营血，则目闭语谵。治"宜轻剂疏解气分"，"急速生津清热，扫涤心包痰阻，庶望转机"。吴鞠通有云："温病燥热，欲解燥者，先滋其干，不可纯用苦寒也，服之反燥甚。"本案治验可证。

上假热下真寒亡阳神昏案

一妇年三十余，十八胎九殇八夭。复因惊过甚，遂昏昏不省人事，口唇舌皆疮，或至封喉，下部白带如注，如此四十余日。或时少醒，至欲自缢，自悲不堪。或投凉剂解其上，则下部疾愈甚；或投热剂，或以汤药熏蒸其下，则热晕欲绝。脉之，始知为亡阳症也。急以盐煮大附子九钱为君，制以薄荷、防风，佐以姜、桂、芎、归之属，水煎，入井水冷与之。未尽剂，鼾睡通宵，觉则能识人。众讶曰：何术也？医曰：方书有之，假对假，真对真尔。上乃假热，故以假冷之药从之；下乃真冷，故以真热之药反之，斯上下和，而病解矣。续后再服调元气药，乃生二子。续后又病疟一年，亦主以养元气，待饮食大进，然后劫以毒药，吐下块物甚多，投附子汤三钱而愈。（《石山医案》）

【评议】本例为下真寒上假热的格阳之证。"口唇舌皆疮"，乃格阳于上之假热也；"下部白带如注"，是肾阳虚甚，带脉失固也。案中虽未点出具体脉象，只云："脉之，亡阳症也。"推想可能系沉微之脉。"假对假"是指热药冷服，即"热因寒用"应对上之假热；"真对真"是指重用附子峻热之品以回下部阳亡之真寒。药后果病解矣。

冬温神昏谵语急泄阳明案

某　初一日　冬温，脉沉细之极，舌赤，面赤，谵语，大便闭，邪机纯然在血分之里，与润下法。

元参六钱　元明粉一钱　细生地六钱　麦冬六钱，连心　生大黄五钱　丹皮三钱　生甘草二钱

煮三杯，先服一杯，得便，止后服，汤药之先，先服牛黄清心丸二丸。

初三日　冬温，谵语神昏，皆误表之故，邪在心包，宜急急速开膻中，不然则内闭外脱矣。大便闭，面正赤，昨与润下法未通，《经》谓下不通，非细故也。得药则呕，忌甘也。先与牛黄清心丸二三丸，以开膻中，继以大承气汤，攻阳明之实。

生大黄八钱　元明粉三钱　枳实四钱　厚朴二钱　元参八钱　丹皮五钱

煮三杯，得便则止，不便再服。（《吴鞠通医案》）

【评议】面赤、谵语、大便闭，乃热闭阳明，阳明腑证热邪与燥屎结于肠腑，则脉沉极细。邪已入腑，病纯在里。邪闭心包，有闭脱之虞，大便

不通，有消亡肾津之虞。故此案吴氏急以牛黄清心丸开窍醒神，加以承气急泻阳明，补以元参、丹皮滋阴凉血，清热生津。

真寒假热神昏谬妄误用寒凉重剂致不救案

全椒胡子任寓王东木兄宅，二月上旬，舟中受寒，即中阴经。王兄知医，自以桂枝、姜、附治之。暂减，因无发热头痛，病者漫不为意，饮食不节，酒肉无忌，致邪不解。如此半月，坐食时忽不能起立，遂困卧于床，渐变神昏谬妄，舌黑而干。迎医治疗，不识寒邪入里，食满胃中，误以舌干谬妄，认为前服热药所致。因身有红影，遂作斑狂。初用生地黄、玄参、麦冬、石膏、升麻、黄连，不效。益加犀角、大黄，如斯三日，大便不动，而病愈笃。前医自逊不辨何证，易余诊视。脉则一息二至，似雀啄之象，证则舌干而黑，身痛不能转侧，口不能言，余辞不治。因告之曰：此水极似火，《内经》亢则害之证也。今舌干不渴，阴也。脉只二至，阴也。谬妄声低，乃为郑声，阴也。身重痛，不能转侧，阴也。夜则谵妄，日则但寐，阴也。身有疹影，乃寒极于内，逼阳于外，阴斑也。具此六阴，其舌干黑者，乃寒极于下，逼阳于上，假热也。因一假热而弃六阴，悖谬殆甚。王兄力嘱，勉用附子人参茯苓四逆汤，五日脉起三至，身轻能言，稍有生机，至六日，真阳欲绝，夜汗三身，遂肉瞤筋惕，脉脱亡阳，乃苦寒结阴，大便冷秘，竟成藏结，药难下膈，又延六日而殒。前方于长舌干齿燥，用四逆汤而愈。以此证之，诚误治也。存为舌鉴。（《素圃医案》）

【评议】神昏谬妄，舌黑而干，欲作斑狂，酷似热入营血之证，故前医投清营凉血之剂。然药后病情反剧。素圃氏据其舌干不渴，脉只二至，谬妄声低，认为系阴寒所为。至于身有疹影，乃寒极于内，逼阳于外使然，属阴斑之证。一言以蔽之，寒是真寒，热是假热。用参附汤、四逆汤回阳祛寒，病情虽稍有起色，无奈病已濒危至此，终于不起。

舍脉从症辨治神昏真实假虚案

癸巳，余客都门，有王某房事后，忽病憎寒振栗，体倦神疲，医以为色欲内伤，准是阴证，投以温剂。数日，神识昏愦，转重转危，来延余诊。切其脉，细而涩，酷肖虚寒，惟口燥唇焦，便闭溺赤，其象与阴证迥殊，知是邪热内郁。遂合凉膈散、解毒汤为方，二剂，诸症悉减。再承是方，清理而愈。按此症，乃真热似寒、真实似虚之假象也，谬以阴证目之，岂非大误。（《诊余举隅录》）

【评议】口燥唇焦、便闭溺赤，分明是实热之证，无如脉来细涩，又酷似虚寒之象。当此疑似难辨之际，全凭医者之学验，以别真假。其实，本案乃舍脉从症的范例。知其常而达其变，临证务必掌握。

厥 脱 案

厥脱，中医病证名。在古代医学文献中，厥和脱是两种证候。厥的主症是四肢厥冷，有热厥（阳厥）和寒厥（阴厥）之分；脱是指虚脱。临床上厥和脱常常并见，故以"厥脱"名之。其病机大多是因为真气耗竭，阴阳离决所致，主要临床表现为面色苍白或㿠白，四肢厥冷，大汗淋漓，呼吸短促，表情淡漠或神志昏迷，脉细弱或欲绝，确是临床至危至险的病证，相当或类似于现代医学各种类型的休克。古代名家医案中对本证的理法方药多有记述，兹举例评议如下：

中风脱证用回阳固脱法验案

徽商汪华泉，忽然昏仆，遗尿撒手，汗出如珠，口不能言。余曰：法在不治，然大进参、附或救万一。用人参三两，熟附子五钱，浓煎灌，至晚而汗减。再一剂，身体转展动，更用参、附、白术煎膏，加竹沥、姜汁，数日神气渐爽，调补二百日而安。（《里中医案》）

【评议】中风脱证的主要表现为突然昏仆、人事不省、目合口张、鼻鼾微、手撒肢冷、汗出如珠、二便自遗、脉微欲绝等。观本例的症候，与此正合。医者用回阳固脱的参附汤以治，得挽回垂危于顷刻，可见中医治疗危重病证，也不乏有效方药，关键是辨证准确，施治得当，更应在生死紧急关头，能当机立断，切勿举棋不定，延误病情，以致不救，此医者之大忌也。

中脏脱证再生验案

洪楚峰孝廉病，遣使延诊。问其使曰：何疾？曰：中风。问：年几何？曰：耋矣。予曰：殆证也。辞不往。使者强之，将及门，闻邻人语云：病将就木，医来何为？若能起之，其卢扁乎。入视，身僵若尸，神昏不语，目阖口张，声齁痰鸣，遗尿手撒，切脉虚大歇至。予曰：此中脏也。高年脏真已亏，况见五绝之候，不可为矣。其弟曰：固知病不可为，然尚有一息之存，安忍坐视？求惠一方，姑冀万一。勉处地黄饮子，合大补元煎，以为聊尽人事而已，讵意服药后，痰平齁定，目开能言。再剂神清食进。复诊更加河车、鹿茸，脉证大转。续订丸方付之，半载后，因视他病，过其家，见翁矍铄如常矣。（《杏轩医案》）

【评议】本例乃中脏濒死之证，因其目阖口张、遗尿手撒、脉虚大歇至，虚脱之象毕露，且年齿又高，脏真本亏，欲其再生，实难上加难。所幸逢高明医者诊治，药用地黄饮子合大补元煎救疗，果奏迅捷，使患者得以再起。盖大补元煎出自《景岳全书》，由人参、山茱萸、怀山药、杜仲、当归、枸杞子、炙甘草、熟地黄组成，功能大补元气，主治气血大亏，肾虚精枯，精神失守之证。

类中虚阳欲脱案

肝气本郁，面赤如妆，肾虚火不归源，龙雷上扰。仲景所谓面戴阳色，下虚故也。五十日来，默默不思饮食，显是命火虚衰，不能腐熟胃中水谷。卒然寒栗大哭，昏厥者，阳虚则寒，哭泣从阴，阴盛则厥也。口歪于左，小便时遗，类中已著。气痛腹膨，二气源流不畅；大便溏泄，火虚清气不升；胸喉噫气，阴盛上走阳明；从来不渴，火虚可据。脾闭，则舌苔非食滞可比。竟夜不寐，阴不敛阳。自觉神魂散越，虚阳欲脱，危如朝露。有气急、痰涌、大汗之变，勉拟回阳之剂挽之。

大熟地　怀山药　山萸肉　制附子　油肉桂　人参　鹿茸　云茯苓
当归身　枸杞子　生姜汁　淡竹沥

连进回阳之剂，昏厥虽苏，小便虽固，口蜗未正，语言大而有力，阳回阴未复。间有错语，神虚所致。阴不敛阳则不寐。烦躁者，烦出于肺，躁出于肾。躁为阴盛格阳，烦为热蒸阴耗。口不作渴，非真热也。命火真阳借药力假回，而脏阴营液久亏，难于真复。无阳则阴无以生，无阴则阳无以化。补阴补阳，皆当以化源为主。肾为先天之化源，脾为后天之化源。再拟脾肾双补之剂为主，加以阴阳相引之品。

大熟地　怀山药　山萸肉　人参　云茯苓　冬白术　玄武板　鹿茸
女贞子　旱莲草　生姜汁　淡竹沥

连进培补化源，辅以阴阳相引之剂，已获效机。症本真阴亏于前，命火衰于后，素多抑郁，情志乖违，二气不能两协其平，五内互相克制，岂旦夕之故，所从来远矣。然大病慎于小愈，一切更宜加意。

大熟地　怀山药　山萸肉　人参　冬白术　当归身　大麦冬　五味子
玄武板　紫鹿茸　生姜汁　淡竹沥　（《问斋医案》）

【评议】本例初诊虚阳欲脱，危在旦夕，故以回阳救脱之参附汤合景岳大补元煎化裁，乃获效机，遂使病情峰回路转，患者绝处逢生，此佳象也。惟类中由渐而成，根深蒂固，殊非短期能奏全绩。嗣后数诊，悉以扶正固本、滋补化源为法，且持之恒，故获效机。因病起于七情内伤，病虽小愈，更当谨慎调摄，徒守药饵，未足恃也。本案病机分析周详，说理透达，最宜细读。

类中脱证用温补通阳得救案

山东刘荫棠患类中，神迷不语，肢冷汗多，势极危险。余诊其脉沉弱，阳气有散失之象，非比风痰阻窍，可用息风化痰之品，必须温补通阳，方可补救。乃予别直参三钱，制附子二钱，炙甘草一钱。一剂汗止肢温。再剂神清能言。照前方去附子，加枸杞子三钱，当归二钱，陈皮一钱，制半夏钱半，苁蓉三钱，白芍钱半，白术一钱，红枣五枚。连服十剂遂愈。（《孟河费绳甫先生医案》）

【评议】症见肢冷汗多，脉来沉弱，阳气散失之象已露，厥脱堪虑，故方用参附汤温补通阳以救厥脱，药后霍然取效。这与风痰阻窍而致的神昏痉挛偏实之证，治法自当有异，非寻常息风化痰之剂所能奏效，以根本将拔故也。

灸气海治中风脱证验案

丹溪治一人，患滞下，下多亡阴。一夕昏仆，手舒撒，目上视，溲注，汗大泄，喉如拽锯，脉大无伦次。此阴虚阳暴绝也此症死者居多。盖得之病后酒色。急灸气海穴气海，脐下一寸半。以续阳气，渐苏，服人参膏数斤而愈作大虚治。（《名医类案》）

【评议】本例系中风脱证，手撒、遗尿、汗大泄、脉大无伦次，是其验也。急灸气海，功在回阳固脱；苏后续服人参膏，大补元气而愈。笔者以为，中风的辨证关键，在于区别闭、脱两端，虚实大相径庭，治法迥然不同也。

类中误治致现脱证得救案

赵一阳，年过五旬，中风卒倒，牙关紧闭，戴眼上窜，手握而四肢振掉。一医以稀涎散吹入鼻中，吐出稠痰数碗，继投小续命汤二剂，反觉口开手撒，眼合遗尿，四肢厥逆，人事昏沉，身体发热，痰声如锯，延予诊视。六脉洪滑而歇至，予以为症候危险不肯治，其子再三哀恳，予曰：死里求生，或可冀其万一。乃以陈皮、茯苓、星、半、枳实以导其痰，当归、川芎、芍药、生地，姜汁炒以养其血，佐之以牙皂、竹沥、姜汁，二剂而痰喘轻，六剂而人事爽，改用参、术、归、芍大补气血而安。

先正曰：邪之所凑，其气必虚。又曰：凡人年逾四旬，气衰之际，乃有此症。又曰：中风大率主血虚，有痰治痰为先，次养血、行血。此症乃虚而有痰，类乎中风，而非真中风也。稀涎散提其痰之上升，续命汤又复重虚其表，是以现此危险之候。口开心绝，手撒脾绝，眼合肝绝，遗尿肾绝，此药之过误而然，非初起真脏之病，犹有一线生机。急用养血行痰，培其元气，得以挽回。原夫中风有轻重缓急，真中类中之不同如此，大病讵可朦胧轻试！（《陆氏三世医验》）

【评议】类中风误作真中风，投以小续命汤旋生脱证，急用养血行痰，培其元气，得以挽回，诚属拯危救急之佳案。按语云"原夫中风有轻重缓急，真中类中之不同"，若辨识不清，用药有误，死生立判，岂可朦胧轻试也哉！

人参三生饮治中风几脱验案

车驾王用之，卒中昏愦，口眼㖞斜，痰气上涌，咽喉有声，六脉沉伏。

此真气虚而风邪所乘，以三生饮一两，加参一两煎服即苏。若遗尿，手撒口开，鼾睡，为不治。用煎药亦有得生者。夫前饮乃行经络，治寒痰之药，有斩关夺旗之功，每服必用人参两许，驾驱其邪而补助真气，否则非惟无益，适足以取败矣。观先哲用芪附、参附等汤可见。

疏曰：人参三生饮，治脱症之方也。此案未见其脱，何以用之？必脉沉伏而且无力者宜也。若沉伏而有力，不可用焉，然此病未至于脱而即用之者，是病未至而药先至。故曰：煎服即苏。即苏云者，必定之词也。至于遗尿等症已现不治，即用之，不过曰亦有得生，亦有云者，希望之词也，未可必焉。至若所云风邪所乘者，此案原无外感之症，而此饮亦非散表之方，何也？意盖谓人皆以此症为风，即使风也，亦真气虚而风邪所乘也，所用之药不治风邪而专治寒痰，既用治寒痰而倍补真气噎，于此见有无邪，无寒痰者，三生饮又不可浪投也，故复以参附、芪附等载之于后，此正无风邪并无寒痰之方耳。（《薛案辨疏》）

【评议】本案的辨疏，辨识清晰，说理透彻，尤其是对三生饮的应用，予以详尽分析，是医案中不可多得的按语，值得仔细品味，深刻领会。

中风欲脱重用温补救脱获愈案

冯楚瞻治张铨部，先年以焦劳，遂得怔忡耳鸣诸症。医以痰治，涌出痰涎斗许，复用滚痰丸，痰势虽清，精神内夺，初秋卒倒僵仆，痰涌齁齁，目窜口开，手足强直，自汗如雨，危甚。脉之，六部皆豁大无伦，其候欲脱，刻不容缓矣。乃用人参三两，白术二两，附子五钱，浓煎灌之。日三剂，按时而进。服后，脉势渐敛，身热渐和，溃汗渐收。次日，仍用前方，日二服，夜一服。至三日，诸症渐减，僵仆不省如故，此工夫未到，故标症稍平，而元神未复也。仍照前服，服后必灌浓米汁半钟，以保胃气，助药力。或有劝入风药者，曰：保之不暇，敢散之乎？有劝加痰药者，曰：保之实难，敢消之乎？有劝入清火者，曰：尤误矣。元阳欲脱，挽之犹恐不及，敢清之乎？余之重用白术、附子者，既壮人参培元之力，而消痰去风息火之义已在其中。若稍涉标治，则虚症蜂起，势益难矣。违众勿用。三日所用人参计三十五两，附子六两，白术二十四两。至晚间，忽能言语，稍省人事，进粥半碗而睡，其煦鼾目窜诸症仍在。蚤间阳分，用大补心脾气血之药，如枣仁、当归、白术、白芍、茯神、远志、人参、桂圆、五味之类。下午阴分，用八味汤冲人参浓汁。服之六七日后，诸症渐平。每日人参尚用四五两，后蚤间，以生脉饮送八味丸，加牛膝、杜仲、鹿茸、五味子四五钱。日中，加减归脾与八味汤，照前煎服。日渐轻强，饮食倍进，一月而起。大凡治危笃症候，全在根本调理得力，自然邪无容地。先哲云，识得标，只取本，治千人，无一损也。 （《续名医类案》）

【评议】中风而见口开，自汗如雨，六脉皆豁大无伦，元气将脱之危象暴露无遗。当此之时，须以固本救脱为急务，方用参附汤加白术，剂量特重，频服不辍，且力排祛风、消痰、清火之众议，专心致力于扶正固本，诚识得标本缓急之旨趣，无怪乎危疾得以挽救于顷刻，如此杰构，非老手不办。案中所云："大凡治危笃症候，全在根本调理得力，自然邪无容地。"善哉斯言！

中风欲脱幸胃气尚存得救案

景氏妇，年近五旬，中风已五六日，汗出不止，目直口噤，遗尿无度，或以为坏症。脉之，虽甚微，而重按尚有不疾不徐自然之势，此即胃气也。乃曰：遗尿本属当时脱症，故不治。若多日，安得不尿，且坐视数日而不脱，断非绝症也。投以参附汤二三剂渐苏，重服温补而愈。 （《续名医

类案》》

【评议】汗出不止、遗尿无度，脱证已经显现，所幸脉虽甚微，而重按尚有不疾不徐自然之势，乃胃气犹存之象，故医者认为断非绝证。盖脉贵有胃气，《古今医统大全》曰："平人之常气禀于胃，胃者平人之常气也。所以人常禀气于胃，故脉以胃气为本。"何谓有胃气之脉？《医脉真经》指出："五脏各有本体之脉，但三部皆要和软则有胃气。"《脉诀指掌》亦说："胃气脉者，和缓不迫之状。"由此可见，脉来和软或缓不急迫，皆有胃气之象。本例脉来不疾不徐，胃气未败可知，故证虽险恶，犹有挽救之望，药投参附汤回阳救逆，竟获转机。

寒脱得温补转危为安案

气体素寒，卒中风邪，则风水相遭，寒冰彻骨，猝然倒仆，不省人事。抚脐下，体冷如冰，喉间痰声漉漉，势如水沸，口开手撒，尿出，种种险象，危在顷刻。斯时追以驷马，犹虑不及，若误以涤痰祛风等药投之，如抱薪救火，速之死耳！盖寒风多见脱证，宜温补为急；热风多见闭证，宜疏通为先。一寒一热，一脱一闭，毫厘千里，性命悬于呼吸，此症确系寒脱，亟用温补，以冀挽回于万一。

生南星一两　生附子五钱，去皮　生川乌五钱，去皮　木香二钱　人参一两

前以法在不治之险症，认定脏寒欲脱，以大剂三生饮温补之，并师薛氏心法，加用人参以驾驭其邪，服后果转危为安，得庆更生。可知心不可不细，胆不可不大，下手又不可不快，不特病家为余颂，即余亦未尝不颂病家。处仓卒扰攘之际，独能力违众言，悉心信任之，俾余获此成功，岂非大快心事？今病机已转，细察脉象，真火衰甚，语言行动，一时未能复其常度，宜每早服八味丸四钱，再用柔润息风之剂，冀渐收全功。

人参二钱　白茯苓二钱　白术二钱　炙甘草一钱　陈皮一钱　制半夏二钱
麦门冬三钱　干桑叶一钱　竹沥半盏　加生姜两片　大枣三枚　同煎午后
服。（《南雅堂医案》）

【评议】患者体质素寒，卒中风邪，风寒相合，侵入腑脏，而病"中
脏"重证，且见口开、手撒、尿出，脱证险象毕露，危在顷刻。当此之时，
医者急投三生饮温补之，服后得庆更生。如此垂危之证，得以挽救，全赖
医者胆大心细，当机立断。同时，医患协作，亦是获效的重要一环，诚如
案中所说："处仓卒扰攘之际，独能力违众言，悉心信任之，俾余获此功。"
又案云："寒风多见脱证，宜温补为急；热风多见闭证，宜疏通为先。"斯一
得之言，可供参考。

艾灸气海治中风脱证验案

患痢两旬有余，猝然昏仆，目瞪手撒，小便自遗，汗大出不止，喉间
痰声漉漉，极似中风之状，不知此系下多亡阴，阴虚极而阳暴绝，法本不
治，幸灸气海穴数壮，阳气复回，尚有生机可望，宜急急补助，回元气于
无何有之乡，或克有济，用独参汤。

人参三两　加附子三分　为引，煎汤灌之。（《南雅堂医案》）

【评议】手撒、小便自遗、汗大出不止，中风脱证显然，系阴虚极而
阳暴脱所致。在此危急关头，幸灸气海穴而阳气回复，继以药简效宏的独
参汤益气固脱，令患者绝处逢生。针灸气海、关元等穴治疗阳气暴脱，古
代文献多有记载，尤其是窦材所著《扁鹊心书》，于此最有心法，很值得
一读。

三生饮急救中风脱证案

猝然倒仆，痰涎壅塞，口不能言，汗出如雨，手足懈弛不收，囊缩遗尿，状似中风恶症，实则为阴阳两脱。此症至急至危，法在不治，生死决于俄顷，有间不容发之势。若作风治，恐下口立亡，急用三生饮救之。

人参二两　生附子一枚　生南星五钱　半夏三钱

幸哉！快哉！前药服后关门已启，阳气复回，得有生机之庆，然既战胜贼寇，而一座空城，急应收拾流亡，培养元气，为长治久安计，列方于后。

人参一两　白术二两　白茯苓五钱　大熟地一两　当归一两　山萸肉五钱　麦冬五钱　半夏三钱　煎服二剂。（《南雅堂医案》）

【评议】至急至危的中风阴阳两脱之证，其预后决于俄顷，治法当否，生死立判。药用三生饮固脱豁痰，旋即关门已启，回元气于无何有之乡，遂化险为夷，为长治久安，继以补益气血为治，不失为善后之良策。这里值得一提的是，三生饮系治卒中昏不知人、口眼㖞斜、半身不遂、痰气上壅、六脉沉伏的名方，临床治疗中风，验案颇多，未可小视。

大剂温补挽救中风亡阳将至案

久病之后，猝然倒仆于地，自汗不止，懒于言语，其状却与中风相似。然脉甚细微，是为虚象，恐成亡阳之症，若用风药误治，危不旋踵。乘此将亡未亡之际，急用大剂温补之，或尚可挽回生机。幸弗迟疑自误生命，列方如后。

人参—两　黄芪二两　附子三钱　当归—两　水煎服。（《南雅堂医案》）

【评议】类中风昏仆伴见自汗不止，脉甚微细，虚证昭著，亡阳厥脱在即。本例得以挽回生机，当归功于急投大剂温补，参附汤起决定性的作用。

虚风内动阳浮欲脱案

温敬斋令正，九月间忽然四肢麻木，头晕汗淋，寻不能言，目垂遗溺，浑身肤冷，急请孟英视之。脉微弱如无，乃虚风内动，阳浮欲脱也。先令煮水以待药，与东洋参、黄芪、龙、牡、桂枝、甘草、茯苓、木瓜、附子九味煎数沸，随陆续灌之。未终剂，人渐苏，盖恐稍缓则药不能追也。（《王氏医案三编》）

【评议】本例类中，症见汗淋遗溺、浑身冰冷、且脉微如无、厥脱堪虑。观其组方，以参芪补益元气，附子、龙牡回阳固脱，乃是方中主药，服后迅即获效。此等危证，若不立即救治，"恐稍缓则药不能追也"。

阳虚中寒厥脱案

方理丰翁中寒脱阳，殆证救苏

理翁年逾五旬，耽于酒色，时值寒夜，邻家邀饮，起身小解，昏眩仆地。促余往视，面白肢厥，口鼻气冷，神昏遗溺，脉细如丝。予曰：阳脱矣，奈何！渠子弟泣求拯治，仓卒市药不及，令先取艾火灸气海、关元数壮，并煎姜汤灌之，少顷，呻吟出声。方订参附汤，因其力难办参，姑用党参二两，附子一两，浓煎服讫，四肢渐温，目开能言，异归。诘朝脉色

略回，惟呕恶畏寒，不思饮食。将前方分两减半，参合理中法，与服二日。转用右归饮，温补肾元，月余方能起簣。（《杏轩医案》）

【评议】本例厥脱，系脾肾阳衰，复中寒邪所致。盖气海、关元为壮阳救急要穴，《扁鹊心书》多有记述；参附汤、理中汤乃峻补脾肾阳衰，挽救厥脱的名方，针药并施，相得益彰，效验卓著。

凉散过当转用温补奏功案

去予舍二里许，地名曰前坑口。一妇人，清明前十日，发热头痛，医者以九味羌活汤、十神汤进之不效。而又加口渴，舌黑如煤。更一医，以如神白虎汤、竹叶石膏汤进之，亦不效，而加泄泻不止。人事昏沉，四肢厥冷，呼吸气微，米粒不进者十四日。其家为具含殓而待毙。适予扫祖墓而近其家，其子闻之，即告急于予，恳为一诊。其脉细如蛛丝，予曰：此疫症也，合理中、生脉二汤饮之。连进二服，夜半神气稍苏，饮粥汤半盏，次早，六脉渐见。予喜语其子曰：可保无事。书云脉绝微续者生。仍以前药与之。至晚泻止，口不渴，舌心焦煤退，精神清爽，骎骎向安矣。再用人参、白术各五钱，炮姜、炙甘草各二钱半，麦门冬三钱，五味子十五粒，水煎，不拘时服。不数日而痊愈。（《孙文垣医案》）

【评议】凉散过当而成坏证，其病理症结在于气阴欲脱，中阳衰败，故用生脉、理中扶正救逆而化险为夷。

正不胜邪用扶正达邪得愈案

南关一屠户沈姓者，四月间，患疫未起床，其妻以伏事劳倦，亦相传染，月余而身热，谵语不清，生理久废，资本又尽，于祀神裸体闭门，奄奄待毙而已。其邻邵南桥，年高行善，常用令小奚饮酒食蒜，以粥饲其夫，又在诸邻敛银两许，以为此妇殡殓之资。偶遇予，道时疫之多，并述其事。予曰：近来时症颇多可救，予试往看。南桥先令小奚，通知其夫，即与予同往。其夫强起掩覆其妻，予进诊视，面赤唇焦，气促厥冷，身热如火，其脉浮之数大而散，沉之细涩而微。予出谓南桥曰：若以殡殓之资，半易人参，此妇尚可生也。南桥即同予赎人参五钱，予以白虎合生脉二剂与之，嘱曰：若有好处，明日再为诊看。服后人事顿爽，热已半减，手足温和。南桥喜甚，来拉予往看，其脉稍敛有神。予以前方加白芍、人参止用一钱，付四剂。十日，其夫卧床未起，而此妇已能行走矣。

陆阆生曰：瘟疫之症，云能传染，虽至亲不相往来，沈屠劳力营生，即四体健旺，恒苦衣食不给，何况经卧病月余，此则阖门待毙，亦势所无如何也。而所可尚者，邵君之不避俗忌，赒恤百端，而先生偶闻其事，自许往治，又复施药以拯其命，此不独为先生之治验也。而两人之乐善，诚足为世俗风矣。 （《陆氏三世医验》）

【评议】症见面赤唇焦、气促厥冷、身热如火、脉浮之数大而散，沉之细涩而微，显属阳明热炽，元气虚脱，正不胜邪之候。陆氏用白虎合生脉，洵为扶正达邪、标本兼顾之治，药中肯綮，是以效如桴鼓。

危证迭起得救案

赵宅寡居蒋氏，年四十外，五月得时疫伤寒。初医未辨时疫，概作伤寒正治，发表有汗而热不退，再用清热，即干呕吐蛔。七日后延余往治，脉弦数而无力。余曰：此时疫证，乃邪自里发于表，非若伤寒自表而传于里也。初因误汗，徒伤正气，清热必定寒中，以致干呕吐蛔，急宜温中安蛔，免邪入里。即以小柴胡汤加炮姜，去黄芩，四剂呕止蛔安。而经水适至，夜则谵语，即前方加当归。赤、红花，作热入血室施治。至十一日，乃大战汗出而解，已身凉脉静，一日一夜矣，忽复烦躁，面赤戴阳，渴欲冷饮，赤身跣足，或歌或哭，谵妄如狂。他医有谓汗后余热未尽，当用竹叶石膏者，有谓汗虽出而里未通，宜用承气者，又有谓余先误用炮姜药贻患者，议论杂出。余答曰：皆不然，初因邪未出表而误汗，以伤阳气，致中寒干呕吐蛔，又值行经而伤阴血，气血两虚，故出战汗。幸战而有汗，邪方外解，若战而无汗，正属不治。今身不热而脉反大，乃真阳外越，不急用参附，必再战而脱。余主用四逆汤加人参，煎成而不敢服。瞬息间，病人索被恶寒，方信余言。即以前四逆汤乘冷灌之，面赤渐淡，就枕略睡片刻。醒则又躁，即急煎如前大剂，亦用冷饮。方熟寐一时，及醒，问前事全然不知，反倦卧于床，不能昂首矣。用参、术、炮姜，一月方瘥。（《素圃医案》）

【评议】本例迭经误治，致变证百出。又值经水适至，而成热入血室之病机，幸患者正气尚存，能奋起与邪抗争，出现战汗之转机，是以汗出而身凉脉静，此佳兆也。无奈病情变幻，突现真阳外越之戴阳证，热将厥脱，凭医者见识老练，急用四逆辈救治，并采取"热因寒用"的热药冷服的方法，以防服药格拒，遂使病情化险为夷，沉疴方起。如是濒危之证得以挽回，非老成谙练之手，断难为之。

阴斑亡阳转危为安案

余青岩广文令眷，年近三十，夏初得时疫伤寒，初起不恶寒，但发热身痛目赤。用败毒散，二日微汗，而热不退。延至六七日，身发稠密赤斑，狂乱谵语，声变北音，发则不识人，似属阳明热证，但脉细如丝而弦紧，口虽干而不渴。有议用凉膈化斑者，余以脉为主，作时疫阴斑亡阳危证，幸程至飞团弘春，定议佥同。主以真武理中合剂，重用参附者五日，阳回斑散，始克有生。此余致恭同道冢媳，因自如医，故弗疑而治效也。（《素圃医案》）

【评议】前贤对热病中出现斑疹病位的认识，一般将发斑归咎于阳明（胃），发疹归咎于"太阴"（肺）。又清代医家陆九芝尝谓："从来神昏，皆属胃家"。根据患者症状，酷似"阳明热证"。但素圃据其"脉细如丝而弦紧，口虽干而不渴"，辨证为"阴斑亡阳危证"，亡阳者，乃厥脱之主要病机。故主以真武理中合剂，重用参附使之转危为安。如此真寒假热之证，若临证不加细辨，被假象所惑而妄投清热泻下之剂，犹如落井投石，促其死也。

回阳救逆立起重疴案

吴隐南主政尊堂，因大劳后得时疫，初病但发热身痛，胸胀作呕，脉弦数。外无表证，此邪从内发，所谓混合三焦，难分经络者也。用芎苏饮疏解之，至第三日，两颐连颈肿痛，此邪由太少二阳而出，正合败毒散证。服二剂，邪不外解，次日，反内陷而入少阴，变为胸胀呕哕，烦躁不寐。因病增剧，日请数医，皆用柴胡、苍、朴、半夏、青陈皮、枳壳。余虽日到，而诊视者五人，药剂杂投，余不能肩任。至第九日，脉变细疾，烦躁下利，干呕胸满，令汗自出，遂直告隐南曰：病危矣。不知连日所服何药，已传少阴，将致亡阳，若不急救，明日即不可治。遂立方立论，用茯苓四逆汤，茯苓三钱，附子二钱，干姜钱半，人参八分，甘草三分，留药为备卷，以俟众议。其日历医八位，皆曰不可服。延至二鼓，病人不躁，忽变为笑矣。隐南和笑为恶证，勉煎服半剂，即安睡。至四鼓醒，索余药尽剂服之，又熟睡。至天明，再请不准服四逆之医，又云当服矣，但造议宜减附加参。病家崇信，减附一半，加参一倍。甫下咽，即烦躁干呕，急复相招，竟去人参而加附子，随即相安。盖寒邪在少阴，重在附子，其加人参，不过助正气耳。终竟去人参，以俟邪尽，六日后，方用人参理中汤加半夏，弥月乃安。病九日而传变三经，医不明经，何能治病。（《素圃医案》）

【评议】从"已传少阴，将至亡阳"及所用方药来看，显然属亡阳脱证。案云"医不明经，何能治病"，确是医者南针。本例九日而传变三经，究其原因，一则"大劳后得时疫"，正气本已损伤，于是疫邪肆虐无制；二则"日请数医"，"药剂杂投"，遂令传经失常，变证迭出。在此紧急关头，全凭素圃认证准确，力排众议，径投四逆辈回阳救逆，竟获卓效。

蚕矢汤治愈霍乱案

丁酉八九月间，杭州盛行霍乱转筋之证，有沈氏妇者，夜深患此，继即音哑厥逆，比晓，其夫皇皇求治。余诊其脉，弦细以涩，两尺如无，口极渴而沾饮即吐不已，足腓坚硬如石，转时痛楚欲绝，乃暑湿内伏，阻塞气机，宣降无权，乱而上逆也。为仿《金匮》鸡矢白散例，而处蚕矢汤一方，令以阴阳水煎成，候凉徐服，此药入口，竟不吐，外以烧酒，令人用力摩擦其转戾坚硬之处，擦及时许，郁热散而筋结始软，再以盐卤浸之，遂不转戾，吐泻渐止，晡时复与前药半剂，夜得安寐，次日但觉困极耳，与致和汤数服而痊。后治相类者多人，悉以是法出入获效，惟误服附子者，最难救疗。（《随息居重订霍乱论》）

【评议】霍乱吐泻出现厥脱危重症状，较为常见。本例霍乱转筋，伴见口极渴、音哑厥逆，脉弦细以涩，两尺如无，王孟英氏对其病因病机，认为是"暑湿内伏，阻塞气机，宣降无权，乱而上逆也"。其厥逆是阳郁不伸，不达于肢体所致，当属"热厥"（阳厥）而非寒厥也；脉涩，两尺如无系气机阻塞，脉道不利使然，类似于《温疫论》所述的"脉厥"。蚕矢汤由蚕沙、薏苡仁、豆卷、木瓜、黄连、制半夏、黄芩、通草、栀子、吴茱萸组成，功能分清别浊，清热利湿，舒筋通脉，是王氏治疗霍乱的主方之一。

黄芩定乱汤治霍乱案

五月初三日，余抵上洋，霍乱转筋，已流行成疫，主镇海周君采山家，不谒一客，藉以藏拙，且杜酬应之劳也。初八日，绍武近族稼书家，有南浔二客，同患此证。一韩姓，须臾而死。一纪运翔，年十七，势亦垂危。采山强拉余往视，曰：岂可见死而不救哉？然已手面皆黑，目陷睛窜，厥逆音嘶，脉伏无溺，舌紫苔腻，大渴汗淋，神情瞀乱，危象毕呈。时未交芒种，暑湿之令未行，仍是冬寒内伏，春令过冷，入夏犹凉，气机郁遏不宣，故欲变温病者，皆转为此证，与伏暑为患者，殊途同归，但不腹痛耳。以寒邪化热，究与暑湿较异也。亟令刺曲池、委中，出血如墨，方以黄芩为君，臣以栀、豉、连、茹、苡、半，佐以蚕矢、芦根、丝瓜络，少加吴萸为使，阴阳水煎，候温徐徐服之，遂不吐。次日脉稍起，又两剂，黑色稍淡，肘膝稍和，反加睛赤烦躁，是伏邪将从外泄也。去吴萸、蚕矢，加连翘、益母草、滑石，而斑发遍身，苔始渐化，肢温得寐，小溲亦行，随与清搜化毒之药多剂而瘥。采山因嘱余详述病因治法，刊印传布，名其方曰黄芩定乱汤。嗣治多人，悉以此法增损获效。如利泰一洞庭史客，素吸洋烟而患此证，与此方数帖后，反便秘目赤，渴汗昏狂，亦是久伏之邪，渐欲外越也。予竹叶石膏汤加减而瘳。其湿盛者，加茵陈、滑石；气实者，加枳、桔；饮阻食滞者，加厚朴、芦菔；肝郁气结者，加紫苏、楝实；口渴用茅根汤，或藕汁频灌。活法在人，不能缕述。绍武在屠甸市，得余此

方，劝人合药施送，几及千料云。（《随息居重订霍乱论》）

【评议】黄芩定乱汤出王孟英《随息居重订霍乱论·药方》篇，是王孟英治疗热霍乱的经验方之一。主治温病转为霍乱，腹不痛而肢冷脉伏，或肢不冷而口渴苔黄、小水不行、神情烦躁。其组方：黄芩酒炒、焦栀子、香豉炒各一钱五分，原蚕沙三钱，制半夏、橘红盐水炒各一钱，蒲公英四钱，鲜竹茹二钱，川连姜汁炒六分，陈吴萸泡淡一分，阴阳水二盏。煎一盏，候温徐服。转筋者，加生苡仁八钱，丝瓜络三钱；溺行者，用木瓜三钱；湿盛者，加连翘、茵陈各三钱。

王孟英所处时代，霍乱已从国外传入我国，曾引起多次流行。王氏对本病提出了"臭毒"的病因观，并认为病性大多属热，积累了丰富的防治经验。本方即是王氏治疗霍乱的经验方之一。从其组方来看，是以清热解毒，升清降浊，调和胃肠为主，其中用"原蚕沙"一药，是取法《黄帝内经》鸡矢醴之意。盖原蚕沙功能祛风除湿，活血定痛，善化湿热，一般多用于风湿痹证，王氏用治霍乱，堪称匠心独运，别具一格。《随息居重订霍乱论》中"蚕矢汤"（蚕沙、苡仁、大豆黄卷、木瓜、川连、制半夏、黄芩、通草、焦栀、吴萸）治霍乱转筋，肢冷腹痛，口渴烦躁，目陷脉伏，时行急证；"解毒活血汤"（连翘、丝瓜络、紫菜、菖蒲、川连、蚕沙、地丁、益母草、苡仁、银花）治湿暑痧邪深入营分，转筋吐下、肢厥汗多、脉伏溺无、口渴腹痛、面黑目陷，势极可危之证，均是以蚕沙为主要药物。此等方、此等药，颇有新意，很值得深入研究。

阳厥错诊阴厥误治致死案

施幼声，卖卜颇行，年四旬，禀赋肥甚，六月患时疫，口燥舌干，苔刺如锋，不时太息，咽喉肿痛，心腹胀满，按之痛甚，渴思冰水，日晡益甚，小便赤涩，得涓滴则痛甚，此下证悉备，但通身肌表如冰，指甲青黑，六脉如丝，寻之则有，稍轻则无，医者不究里证热极，但引陶氏《全生集》，以为阴证。但手足厥逆冷过肘膝，便是阴证，今已通身冰冷，比之冷过肘膝更甚，宜其为阴证一也；且陶氏以脉分阴阳二证，全在有力无力中分，今已脉微欲绝，按之如无，比之无力更甚，宜其为阴证二也；阴证而得阴脉之至者，复有何说。遂主附子理中汤。未服，延予至，以脉相参，表里互较，此阳证之最者，下证悉具，但嫌下之晚耳。盖因内热之极，气道壅闭，乃至六脉如无，此脉厥也。阳郁则四肢厥逆，若素禀肥盛尤易壅闭，今亢阳已极，以至通身冰冷，此体厥也。急投大承气汤，嘱其缓缓下之，脉至厥回，便得生矣。其妻闻一曰阴证，一曰阳证，天地悬隔，疑而不服。更请一医，指言阴毒，须灸丹田，其兄迭延三医续至，皆言阴证，乃进附子汤，下咽如火，烦躁顿加，逾时而卒。（《温疫论》）

【评议】《黄帝内经》有"重阴必阳""重阳必阴""热极生寒""寒极生热"之谓。就厥逆而言，即有阳厥、阴厥之分，对此《伤寒论》早有记述。本例为瘟疫体厥，外症脉微欲绝，四肢厥逆，通身冰冷，酷似"阴厥"之重症。但吴又可氏细察病情，诊得患者口燥舌干、苔刺如锋、咽喉肿痛、心腹胀满、按之痛甚、渴思冰水、小便赤涩，遂诊为"阳证之最者"，即内真热外假寒之"阳厥"重症。究其病机，乃邪热内遏，气道壅塞，阳气郁结不得敷布，以致形成全身冰冷的"体厥"证。故主张下其郁结，去其壅塞，俾阳气宣通，布达于体表，方可脉至厥回。无奈病家疑而不服，遂致不救。

虚脱峻补验案

虚脱峻补二三：张靖山令郎，年十五岁，禀赋薄弱，戊午年间，患内伤外感，先有他医用药，半月之外，延予。视其面赤，唇焦，舌苔白色而燥，身热，欲得近衣，将被盖覆周匝，手臂不敢袒露于外，反引予手，探入被内诊之，六脉鼓击而大。乃用人参、麦冬、知母、五味、当归、芍药。一服而稳睡半饷。适伊内亲另邀专门伤寒者至，视为阳明经病，改用柴、葛等解肌之药，伊亲以彼为是，而訾予为非，予别而归。次晚二鼓，病者之外祖曹虹滨扣门相迓，予时年少，语不能平，曹君含笑承受，温语求恳。予拒之，曹君更恳甚哀，于是偕彼宵征。至则面如土色，身冷自汗，四肢厥逆，六脉虾游，似将属纩之际，举家哀恸，急以人参一两，附子三钱，水煎灌咽，随服随醒，次早大解一次，仍前虚脱，又以人参一两二钱，附子三钱，黄芪、白术各二钱，掺入童便服之，得以挽回。　（《陆氏三世医验》）

【评议】"面赤，唇焦，舌苔白色而燥，身热"，一派实热之象。惟"欲得近衣，将被盖覆周匝，手臂不敢袒露于外"，乃畏寒喜温之征。陆氏以虚热目之，首用生脉散加味，服后初见成效。无奈后医以寒为热，以虚为实，视为阳明经病，改用柴、葛等解肌之药，以致身冷自汗、四肢厥逆、六脉虾游等危症蜂起。当此紧急关头，陆氏认定为阳亡脱证，急用参附汤挽救厥脱，遂使患者绝处逢生。可见临证遇真假疑似之重病，辨明真假，关系到治疗成败，甚或死生立判，岂可不慎！

培补正气治疗虚脱似中风案

虚脱似中四二：李翠岩，年几七旬，躯体肥盛，家事殷厚，劳力劳心，一日行至门外，视一人如两人，视一路为两路，视自己墙门有两处，不知从何处可进，遂卒然仆倒，乃郎霖伯兄大骇，扶掖登床，懒于言语，勉强答应，尚能道其病状，医家俱以中风治之，投消痰搜风之药，十余剂，反增冷汗如雨，惊惕振掉，昏不知人，邀予诊视。左寸浮大，按之无神，余脉俱迟弱而空。现症神识昏沉，不能言语，予思脉症俱属虚脱，宜培正气为主，用人参、黄芪、白术、茯苓、甘草、当归、白芍药、熟地、天麻、杜仲、牛膝、酸枣仁等味。服二剂，冷汗即止。五剂乃能识人，语声始出。七八剂，诸症顿愈。每剂加人参三钱，二十余剂之后，饮食步履如常。

语曰：人生七十古来稀。衰暮之年，有子有孙，有家业者，宜弛担息肩，寻个快活头脑。至于乏嗣者，为谁辛苦，尤宜及早回头。李君贤，嗣行将耸壑昂霄，尚碌碌忙忙，劳繁不已，直待磨得精神疲敛，以致现症如此，若非急为滋补，决致倾生。　（《陆氏三世医验》）

【评议】本例前医均以中风实证治之，以其躯体肥盛，"肥人多痰湿，易病中风"故也，是以投消痰搜风之药，病反增剧。陆氏据其"脉左寸浮大，按之而空，余脉俱迟弱而空"，结合症状，认为属虚脱之证，改用培补正气为主，得以挽救。一实一虚，辨证若有差错，用药补泻有误，后果不堪设想。《难经·八十一难》："无实实虚虚，损不足而益有余。"即此意也。

脉虚大无伦亡阳暴脱案

瓜镇刘玉吾，年六十外，混堂浴归，卒中一日始醒，初医以风痰火杂治，风则羌防，火则膏连，痰则星夏，继进苏合丸数枚，则遗尿矣。十日外始迎余治诊，其脉虚大无伦，昏睡不语，身重遗尿，肢不偏废，口不歪斜，喉无痰声。原非中风，因老年贪浴，汗多亡阳而暴脱，有似中风。失此不用补中，反行疏导，阳气愈虚，致遗尿不语，竟成脱证。急用归脾汤原方，入人参一钱，四剂即能言语。　（《素圃医案》）

【评议】"大实有羸状，至虚有盛候"，是针对真实似虚、真虚似实的假象而言。本例系极虚之证，脉虚大无伦、遗尿是辨证的着眼点。无如前医误虚为实，以风痰火杂治，病情有加。素圃氏识得其中真象，认定是亡阳暴脱，急用温补之剂而获效机。鄙见如是虚脱，当以参附汤、四逆辈救治为妥，归脾汤似有病重药轻之嫌。

少阴证误汗致亡阳欲脱案

甲子年十月，里中一老仆名廷凤，病初起，发热恶寒，有汗。医又与麻黄汤二剂，此药才服一盏，即刻汗出如雨，人事昏沉，语言错乱，更加大发热，口干烦躁，即刻欲气绝之状。延至天明，其妻来求救。诊之，脉浮大，按之极微。余曰：此本少阴证，误发少阴汗，遂尔成亡阳之证，故汗大出，语言错乱。与真武汤二剂，每剂用参一钱。一日连服二剂，热退汗止，人事清白，少进粥食，再照前药服三剂而起。 （《医验录》）

【评议】"本少阴证"，前医误作伤寒太阳表证，妄用麻黄汤大发其汗，遂成亡阳重症。其辨证要点在于脉浮大，按之极微。误汗后出现的"大发热，口干烦躁"，实为"寒极生热""重阴必阳"的假象，故投温补肾阳而建奇功。此等真假疑似的病证，全凭后医慧眼独具，识得其中真相，不愧是医林高手。

伤寒夹食热厥治案

吴聚群令爱，发热头昏，目珠上视，四肢逆冷，然唇燥溺短，病情已露于外。而医者泥其发厥，更见其软弱轻飘飘倦，欲以灯火、姜、附急施。适余至而切止之。因辨之曰：此夹食伤寒证也。虽四肢为诸阳之本，因食停胃中，加以新寒外入，以致胃气抑郁不能四达，故发厥而昏沉，乃大实有羸状，即此类也。且既无吐泻之因，又非汗下之后，此先热后厥，明是

热深入厥深之病，安得认为阴证耶？以槟榔丸一剂，下出胶黏之物一团，而人事遂醒。但厥回复厥，更以四逆散升散表邪，推泄里热，复微热微汗，而诸逆悉解。似此人鬼关头，不过先攻后和两法，未费周张，二剂以生。此阴阳疑似之症，最宜详辨。（《得心集医案》）

【评议】伤寒夹食，邪滞中宫，以致胃气抑郁不能四达而肢厥，这与阳脱厥逆，大相径庭。本例病情危重，险象蜂起，当此热深厥深的"人鬼关头"，若辨证不清，以实为虚，误投解热剂，不啻火上加油，死生立判。案云："此阴阳疑似之症，最宜详辨。"洵为阅历有得之见。

四逆理中辈治阴厥案

省掾曹德裕男妇，三月初病伤寒八九日，请予治之。脉得沉细而微，四肢逆冷，自利腹痛，目不欲开，两手常抱腋下，昏昏嗜卧，口舌干燥。乃曰前医留白虎加人参汤一服，可服否？予曰：白虎虽云治口燥舌干，若执此一句亦未然。今此证不可用白虎者有三：《伤寒论》云立夏以前，处暑以后，不可妄用，一也；太阳证无汗而渴者不可用，二也；况病人阴证悉具，其时春气尚寒，不可用，三也。仲景云：下利清谷，急当救里，宜四逆汤。遂以四逆汤三两，加人参一两，生姜十余片，连须葱白九茎，水五大盏，同煎至三盏，去渣，分三服，一日服之。至夜利止，手足温。翌日大汗而解，继以理中汤数服而愈。孙真人《习业篇》云：凡欲为太医，必须谙《甲乙》《素问》《黄帝针经》、明堂流注、十二经、三部九候、本草药性，仲景、叔和，并须精熟，如此方为太医。不尔，犹无目夜游，动致颠陨，执方用药者，再斯可矣。（《卫生宝鉴》）

【评议】《伤寒论》"少阴之为病，脉微细，但欲寐也""太阴之为病，腹满而吐，食不下，自利益甚，时腹自痛""吐利汗出，发热恶寒，四肢拘急，手足逆冷者，四逆汤主之"。故本案以四逆汤、理中汤取效。口舌干燥，当是利下伤津所致，故加人参以救阴。本案对白虎汤应用禁忌所述精当，很有参考价值。

衰翁病伤寒厥脱治案

余尝治一衰翁，年逾七旬，陡患伤寒，初起即用温补调理，到十日之外，正气将复，忽尔作战，自旦到辰，不能得汗，寒栗危甚，告急于余。余用六味回阳饮，入人参一两，姜、附各三钱，使之煎服。下咽少顷，即大汗如浴，时将及午，而浸汗不收，身冷如脱，鼻息几无，复以告余。余令以前药，复药与之。告者曰：先服此药，已大汗不堪，今又服此，尚堪再汗乎？余笑谓曰：此中有神，非尔所知也。急令再进，遂汗收神复，不旬日而起矣。呜呼！发汗用此，而收汗复用此，无怪乎人之疑之也。而不知汗之出与汗之收，皆元气为之枢机耳。故余记此，欲人知合辟之权，不在乎能放能收，而在乎所以主之者。 （《景岳全书》）

【评议】"衰翁"一词，知其年高且体尤弱，恐经不起发散，故扶正所以驱邪。待正气来复，虽汗出如浴，身冷如脱，亦无所惧。《素问·六元正纪大论》"知其要者，一言而终；不知其要，流散无穷"，此之谓也。案中"汗之出与汗之收，皆元气为之枢机耳"，乃紧要之语，对临床特别对急危重证运用汗法，很有启迪作用，未可草草读过。

阳厥用大承气汤化险为夷案

长兴顾玉岩，年六十岁，患伤寒，延医数人，头疼骨痛已除，身热烦躁，兼发赤斑，服药未效，又增发狂，邀予诊之。六脉沉数有力，目瞪直视，噤不出声，舌黑芒刺，四肢冰冷，举家哀恸。询其大便，二十日不行。予思年虽高而脉有神，力任无事，投以大承气汤，目闭昏沉，病家以为决死无疑。过一二时辰，腹中鸣响，去燥屎若干，诸症脱然，仅存一息，改用人参、麦冬、当归、芍药、白术、黄芪，调理而安。

此症不难于下，而难于下后决其必生，以脉有神故也。（《陆氏三世医验》）

【评议】年虽高而脉有力，正气尚实，故下之无虞。至于"四肢冰冷"，乃阳郁不达使然，为"阳厥"（热厥），非阴厥（寒厥）也。

温阳固脱治伤寒脉脱案

张令韶治孝廉项恂如，秋患伤寒。用发散二剂愈甚，又二剂，神昏不语，大热。诊之，六脉已脱，急用人参、芪、术一两，附子三钱，姜、桂各二钱。午后，脉渐出，更进六七剂，而病如故，更加舌肿唇烂，渴饮汤水不绝。如何犹不入熟地？曰：病是此病，药是此药，服之反甚，得无误乎？细审不差，又数剂仍如故，十余日总不能言，其子终恳治。曰：药已至矣，病终不转，殆死症也。更用八味丸全料，浓煎六碗，冰冷与之，一日夜服尽，舌肿即消，能语识人。每日用药一剂，粥食数碗，佐之以火肉白鲞鱼之类，大便不行听之。将一月，腹始胀，食后更甚，乃以参、苓、芪、术、姜、桂、附，煎汤去渣，加大黄二钱。服后，额上微汗出，手足躁扰不安，此正气虚极也。又与大料温补，一剂遂安卧，夜间下宿垢半桶，饮食如故，后用温补百余剂而愈。共食人参五斤余，附子三十余枚。后稍失调理，便发热，脱落下颏，直至次年夏间始康健。（《续名医类案》）

【评议】六脉已脱，属脱证无疑。参附回阳，脉虽渐出，然燥热药性无所钳制，数服之后，弊端迭现，病亦不除。幸病家不疑，终悟"孤阳不生，独阴不长"，更用八味丸，"壮水之主，以制阳光；益火之源，以消阴翳"，阴阳调和而奏效。

暑天热证误用桂枝案

真定府赵吉夫，约年三旬有余，至元丙寅五月间，因劳役饮食失节，伤损脾胃，时发烦躁而渴，又食冷物过度，遂病身体困倦头痛，四肢逆冷，呕吐而心下痞。医者不审，见其四肢逆冷，呕吐心下痞，乃用桂末三钱，以热酒调服，仍以绵衣覆之，作阴毒伤寒治之。须臾汗大出，汗后即添口干舌涩，眼白睛红，项强硬，肢体不柔和，小便淋赤，大便秘涩，循衣摸床，如发狂状，问之则言语错乱，视其舌则赤而欲裂，朝轻暮剧。凡七八日，家人皆自谓危殆不望生全，邻人吉仲元举予治之。诊其脉六七至，知其热证明矣。遂用大承气汤苦辛大寒之剂一两，作一服服之，利下三行，折其胜势。翌日，以黄连解毒汤大苦寒之剂二两，使徐徐服之以去余热。三日后，病十分中减之五六，更与白虎加人参汤约半斤，服之，泻热补气，前证皆退。戒以慎起居，节饮食，月余渐得平复。《内经》曰：凡用药者，无失天时，无逆气宜，无翼其胜，无赞其复，是谓至治。又云：必先岁气，无伐天和。当暑气方盛之时，圣人以寒凉药急救肾水之原，补肺金之不足。虽有客寒伤人，仲景用麻黄汤内加黄芩、知母、石膏之类，发黄发狂，又有桂枝汤之戒。况医者用桂末热酒调服，此所谓差之毫厘，谬之千里，此逆仲景之治法。《经》云：不伐天和，不赞其复，不翼其胜，不失气宜。不然，则故病未已，新病复起矣。（《卫生宝鉴》）

【评议】仲夏之时，暑气炽盛，仲景有桂枝汤之戒。此案四肢逆冷，乃热厥之重证，前医辨证不清误认为寒厥，辄用热酒调服桂末，以致出现危证。罗天益诊其脉数，结合口干睛红、舌赤欲裂、言语错乱等症，断为热证无疑。故先后以大承气汤、黄连解毒汤、白虎加人参汤等大寒之剂治之，一者应机而施，二者"无伐天和"，如此诸症方退。

当归补血汤救中暑汗脱案

曾治一乡人，中暑亡阳，汗出不止，其兄求治。予曰：此气从汗出，法当急补其阳气，则阳气接续阴气而不致气脱也，用独参汤神应之极，但足下无力买参，不若以当归补血汤救之。当归一两，嫩北芪二两（蜜炙），加大桑叶三十皮，煎服而汗立止。又与十全大补汤，重加黄芪二剂而安。前方妙在桑叶，故有补阴之功，无阴则阳无以生，无阳则阴无以化，黄芪补气，得当归则补血，得桑叶则尤能以生阴也。 （《齐氏医案》）

【评议】此案中暑汗出不止，因热甚阴津耗竭，阴竭则阳无所依，阳气暴脱则汗出。齐氏以当归补血汤，重用黄芪补气固表，急固浮散之阳气，当归以养血和营，补虚治本，二者合用补气生血，气血复则助阳以生，阴阳相续。另加桑叶，滋阴复阳，是为妙着。桑叶性味甘寒，清轻疏散，缪希雍《神农本草经疏》中云："桑叶，甘所以益血，寒所以凉血，甘寒相合，故下气而益阴，是以能主阴虚寒热及因内热出汗。"此案中阴阳互根互用思路体现得淋漓尽致，《素问·生气通天论》："无阴则阳无以生，无阳则阴无以生。"补阳时加少许补阴药，则"阳得阴助而生化无穷"。

暑热内郁误投温补致危笃案

丁麒寿 时当暑月，腹痛泄泻，自汗神疲。迭进温补，遂至二便窘急，日益危笃。适一邻医，年六十余，谓病经数日，汗出不知几斛，兼之四肢逆冷，法在不治，且补剂服至附子、鹿茸，仍无寸效，今脉绝，无可为也。其家固贫，医药已难继矣，又听邻医之言，遂无复再生之想。奈病人呻吟在床，不忍坐视。遥闻先君善治危症，托人求诊，适应酬未暇，命余前视。诊得脉虚重按若无，审得额汗溺短，气虚烦渴，背微恶寒，四肢逆冷。余笑曰：此伤暑也，安得以阳虚目之？《经》云：气虚身寒，得之伤寒；气虚身热，得之伤暑。今症见烦渴溺短，气促脉虚，伤暑奚疑。议进清暑益气合桂枝汤一剂，嘱其即服可效。前医执余方私语病家，曰：年少之医，孟浪殊甚，临危之症，犹谓伤暑，今汗出淋漓，收敛尚恐不及，反用升、柴、桂枝以发汗，非速其毙耶？其家虽疑，缘病由奔走日中而起，信余不谬。即进一剂，病势减半。继进二剂，兼吞消暑丸一两，腹中呱呱有声，二便一时通利，汗收渴止，烦退而安。复将原方除桂枝，二剂全愈。越三日来寓酬谢，始述前医之非，予不禁为之一快。夫暑属阳邪，心属离火，故伤暑必先入心，心主血脉，故脉虚大，不足重按。意在邻医不知浮、中、沉三取之法。且暑脉多芤，状如葱管，浮沉二候易见，中取正在空处，故断为脉绝。余用参、芪、归、术合生脉散，养心而裕脉，固土以保金。其暑热伤津，故口渴溺短，饮水过多，停聚中脘，误进温补收敛之药，故二便不利，水气上涌，宜其头汗如雨。余二剂中兼吞消暑丸，虽曰消暑，亦仿小半夏加茯苓汤，治水气头汗之意也。方中升、柴、葛、泽，升清降浊，譬之云行雨施，然后沟渎自通，注之不盈，而额汗自收矣。

清暑益气汤_{东垣}

黄芪　人参　白术　苍术　神曲　青皮　陈皮　甘草　麦冬　五味
当归　黄柏　泽泻　升麻　葛根　姜　枣　（《得心集医案》）

【评议】夏月，腹痛泄泻，自汗神疲数日，四肢逆冷，易误认为阳虚内寒，中阳不足，投之以温补之剂，然附子、鹿茸已用，病仍不解，并增至危笃。此人气虚烦渴，额汗溺短，此乃暑热迫津外泄而汗出，暑热扰心而心烦，津液受损而溺短，而背微恶寒、四肢逆冷、脉虚，是因暑热伤中，元气亏损，气机无以推动，阻滞于内所致。前医一味投以温补，使得热甚津伤，暑热郁结于内，于是投以清暑益气汤合桂枝汤一剂，清暑益气，调和营卫，汗止而病缓。

独参汤安定血涌神脱案

钱曙昭久咳吐血，四五日不止，不时烘热面赤，或时成盆成碗，或时吐粉红色痰，夜热自汗，一夕吐出一团，与鱼肠无异，杂于血红中，薄暮骤涌不已，神昏欲脱，灌童便亦不止。因思瘀结之物既去，正宜峻补，遂进独参汤稍定。缘脉数疾无力，略加肉桂、炮姜、童便少许，因势利导，以敛虚阳之逆，一夜尽参二两。明晨势稍定，血亦不来，糜粥渐进，脉色渐和，改用六味丸作汤，调补真阴，半月而愈。 （《续名医类案》）

【评议】患者久咳吐血，骤然血涌神脱，病甚危，当此紧急关头，医者遵"有形之血不能速生，无形之气所当急固"之训，用独参汤峻补元气，固气止血。正如陈修园谓"失血之后，脏阴太虚，阴虚则不能维阳，阳亦随脱，故用人参二两，任专力大，可以顷刻奏功"。

固元回阳法救阳欲亡脱吐血暴涌案

陆晦庵曰：昔余患吐血，暴涌如潮，七八日不止，诸医莫救。有云间沈四雅寓吴中，延治，慨然担当，方用人参三两，附子一两，肉桂一钱，举家惊惶，未敢轻用。越二日，其血益甚，更请视脉，求其改用稍缓之方。彼云：病势较前更剧，前方正宜改定，始克有济。更加人参至五两，附子至二两，家人愈惊。彼曰：喘呕脱血，数日不止，且头面烘热，下体厥冷，正阳欲脱亡之兆，命在呼吸，若今日不进，来日不可为矣。家人恳裁参、附，坚执不允，谕放胆煎服，坐候成功。家人见其如此，料可无虞，遂依方求服。彼欣然出熟附子二十余块，授咀面称二两，同参五两，煎成入童便、地黄汁一大碗，调肉桂末冷服。少顷，下体至足微汗，便得熟睡。睡觉，血止喘定，周身柔和，渐渐转侧，因馈十二金，求其收功。不受，加至二十金始受。一医见其收功，心甚疑骇，病人居恒常服参两许，今虽五两，止煎数沸，犹可当之，至血症用附子二两，从古未闻。因密访其制药者云：惯用附子汁收入甘草，其附已经煎过十余次，虽用二两，不抵未煎者二三钱。始知方士之术如此。　（《续名医类案》）

【评议】本案患者吐血病情较重，出现气随血脱，阴损及阳，阳欲脱亡之兆，治法宜固元回阳，人参大补元气，附、桂回阳救逆，以致"血止喘定"。案中提及"附子汁收入甘草"的制法，值得思考，正如张景岳在《景岳全书》中称"附子之性急，得甘草而后缓；附子之性毒，得甘草而后解；附子之性走，得甘草而后益心脾；附子之性散，得甘草而后调营卫"。

嗜酒吐衄案

向日在渝，曾治张洪泰，年五十，形体魁梧，酒色过度，本实先拨，忽吐衄盈盆，昏晕床褥，不省人事，知余在英公署中，告急请治。按其脉，右寸浮大而空，左关弦细而数，余俱沉小，皮肤微温。余曰：血势奔腾，脱证已俱，刻不容缓。乃用人参五钱，黄芪一两，当归七钱，熟枣仁三钱，浓煎二次，布漉去渣，调真三七末三钱。行内有知医者，进而问曰：血乃有形之物，今忽暴吐，则一身之中，如大兵之后，仓廪空虚，田野萧然，何况倾囊，其无血以养可知，斯时不急生血补血，先生方中一味补气，得无迂而寡效乎？余晒曰：治吐血不得喻嘉言之传，不读赵养葵《绛雪丹书》，虽皓首穷经，终归无用。《经》云：有形之血，不能速生，而无形之气，所当急固。当奉为吐衄之妙诀！盖血乃有形之物，气乃无形之化，有形不能速生，而无形实能先得，况有形之物必从无形中生来，阳生则阴长之义，不知补气正所以补血，生气正所以生血也。今既大吐，只存几希一线之气，若不急补其气，一旦气绝，在何地补血而生血哉？问者大悦，唯唯而退。煎服一剂而苏，血亦顿止。又与归脾汤去木香、甘草，加五味、肉桂煎汤，调鹿茸末数十剂，兼配六味地黄丸一料服之而愈，元气大复。（《齐氏医案》）

【评议】酒色过度，吐衄盈盆，昏晕床褥，不省人事。诊其脉为右寸浮大而空，左关弦细而数，余俱沉小，皮肤微温，齐氏认为已为脱证之候，于是以人参、黄芪、当归、熟枣仁补气摄血，复脉固脱。气为血之帅，补气即所以补血，生气即所以生血。

下崩上衄气随血脱案

吕氏　暑热烦劳，下崩上衄，屡次晕绝，肢冷胸温，苏醒后胁满心忡，惊汗不寐，脉虚芤。此心肝血失所统，而气随血脱也。急须固气以摄血，乃阴从阳长之理。用洋参五钱，茯神三钱，枣仁、龙骨各二钱，黑甘草钱半，龙眼五枚，小麦二合，五味八分。三剂神安熟寐，逾日血仍至，复晕而苏。用理中汤加荆芥醋炒黑，数服得止。（《类证治裁》）

【评议】下崩上衄，去血过多，气随血脱，"急须固气以摄血"，药用洋参、龙眼、小麦、黑甘草等益气摄血，茯神、枣仁、龙骨、五味子宁心敛血。

阴极似阳亡阳脱证案

吕惟斗翁令眷，住居仪真，癸亥正月初旬，余自真州发郡，路遇令婿黄苍润兄价，执帖相招。至诊其脉，细数近疾，重取全无，舌卷焦黑，齿垢枯黄，卧床去被，露胸取凉。问其病源，初二日开窗梳头受寒，前医用麻黄汤发汗，汗出后即烦躁，因而又用石膏白虎汤，遂致如此。口索冷水，复不能咽，而房内又设火三炉。余曰：病人如此怕热，何须置火？家人答以主母平素畏寒，日常所设。余曰：若此乃阴极似阳，亡阳脱证。辞不治。其时朱姓生翁在座，力嘱用药，勉以四逆加猪胆汁汤主之。生附子三钱，干姜二钱，人参三钱，甘草一钱，人尿、猪胆汁各五匙，煎成灌下一半，而人即昏沉不能咽。约一时许回苏，已离魂至江口，醒云扬州医生药好，复索余药。服后熟寐，次日回阳，齿舌润滑，如常畏寒矣。继用理中生脉汤十数剂而愈。 （《素甫医案》）

【评议】《黄帝内经》有曰："重阳必阴，重阴必阳"，是指疾病发展到极点，可向相反的方向转变，"寒极生热，热极生寒"，即属此类。试观本例，症见舌卷焦黑、齿垢枯黄、卧床去被、露胸取凉，一派火热之象，然则素圃氏据其病史，特别是误用方药的经过，结合"其脉细数近疾，重按全无"及"口索冷水，复不能咽"，辨证为"阴极似阳，亡阳脱证"，乃用四逆辈热因寒用，回阳救脱而获效。如斯寒热真假、虚实疑似的重症危疾得以挽救，若非熟谙临床，经验宏富的老手，断难有此作为。

狂叫厥脱真寒似热证案

七月初一日，用晦以室人病相邀，同黄晦木至语溪。用晦言室人病可缓治，业师徐五宜先生之长君，伤寒危甚，须即往，子为我救之，我已致之业师矣。顷之有人来言，病者晚来狂叫，晕去五六次，早起一晕竟绝，医不必往也。用晦为之痛惜。予问病来几日？云九日矣。予又问胸尚热否？曰胸但不冷耳。予语用晦曰：可救也。急趋用晦同晦木往视之。至则僵尸在床，口鼻无气，面色青黯，口噤，目闭，手撒，独唇色紫黑。予笑谓晦木曰：此人不死，阴虚证误服白虎所致耳。切其脉，两尺尚在。时旁观者皆笑予妄。遂取人参一两，熟地二两，炮姜五钱。浓煎汤，挖而灌之。尽剂，口开面色转红，不及一时，大叫冷甚，连以热汤饮之，即发壮热，通身淋漓汗下而苏矣。此晚腹胀不便，予曰：无忧也。大汗之后，虚不能出耳。再饮药一钟即得解。次日，其尊人五宜先生来曰：诸病悉除，但多妄言怒骂，如有鬼神驱之者，先生将何以教之？予为之调治数日不得间，因就宿其家，至夜半诊其脉曰：虚至此乎。复以大剂附子理中建中投之。数日而愈。病热至九日，则其舌必黑，而脉之洪数无伦可知。斯时即以参地养其阴，何至阳无所附，而狂叫晕绝哉！犹幸胸尚不冷，则知阳分未尽，尚得起死回生耳。彼始焉，杂用风燥以亡其阴，继焉，纵加霜雪以亡其阳，遂使虽有明哲，亦只袖手以视，而莫可施其回挽者。盖不知其几也，有活人之心者，尚其于此等案中，细加参究，将自不致有操刀之患矣。（《四明医案》）

【评议】狂叫，多见于实热之证，故前医认为阳明经热而用白虎，其实本例原系阴寒之证，误投寒凉，不啻雪上加霜，以致"僵尸在床，口鼻无气，面色青黯，口噤，手撒，唇色紫黑"，种种危象，由是而作。高鼓峰氏

（《四明医案》作者）以其"两尺尚在"，如树之有根，枝叶虽败，犹有救治之望，故急投温补固脱之剂，力挽狂澜于既倒，遂使患者绝处逢生。寒热之真假，岂可不细辨乎？

内真寒外假热脱证重用参附汤而安案

房庠王以道，元气素怯，每应岁考用苦功，积劳致疾，至冬弥渐大热，泪出遂凝，目赤面黯，扬手袒胸，气息沉沉几绝，脉洪大鼓指，按之如无，舌燥扪之如刺，此内真寒外假热也。即先服十全大补汤。余曰：既饮此汤，其脉当敛为善。少顷熟睡，良久醒而恶寒增衣，脉顿敛，微细如丝，此真寒现也。余以人参一两，熟附三钱，水煎顿服而安。夜间脉复脱，余以人参二两，熟附五钱，脉仍复。后以大剂参、附、归、术、炙草等药而安。

疏曰：此案似肾寒水泛之症，八味、七味为宜，然而云元气素弱，又积劳致疾，又气息沉沉几绝，是元气更急于肾阴矣，故以十全大补进之。至虚火一息，元气复随火而欲脱，此时非大进参、附何以追复？即十全大补之气血两补无益矣！此从阴从阳，从气从血，先后缓急之大关键也。或曰既知元气欲脱，何不即进大剂参、芪以挽之，而必先进十全两补之品，何也？曰：此案虽知其元气欲脱，然在初时，阴气亦欲绝矣。只有孤阳在外，若不独补其阴，则阳无所附而孤阳更亡，欲复此孤阳，以阳根何可得耶。其后纯现阳微症，则纯补其阳而已，若杂用阴药，则凝滞而不能骤充其阳气，故不用也。观夫愈后调补，亦只用参、附、术、草补气之品为主，即带有血药，不过当归之辛润者而已，不用地黄之沉滞，其意可见。（《薛案辨疏》）

【评议】本例辨证，关键在于脉象。大热、目赤、扬手袒胸、舌燥如刺，酷似火热之证。然"脉洪大鼓指，按之如无"，继则"微细如丝"，虚寒欲脱之证显然，故薛氏断定为"内真寒外假热"，连投重剂参附汤而挽垂危于顷刻。唯大医能从扑朔迷离中辨明真假，去伪存真，此案值得再三品味。

据症辨惑释疑诊治真寒假热神昏厥脱案

竹溪吴长人疫症临危治验：丙申三月中，吴长人家染疫症，其父死于是，其叔死于是，其弟媳亦死于是，一家之中至长人而将四矣！时予以封翁沈舜友病滞竹墩，其仲弟卜予于星士，钱令闻甚吉，因延诊之，其症身大热口大渴，唇皮焦裂，两目赤色，两颧娇红，语言谬妄，神思昏沉，手冷过肘，足冷过膝，其舌黑滑而胖，其脉洪大而空。诊毕伊邻丁勤宸问曰：此病尚有可救否？予曰：病非无可救，但非参附不救耳。勤宸曰：昨医欲用白虎，今日乃用参附，一炭一冰，何其大相悬绝乎？予曰：此症与白虎症相似而实相反，乃真假之所由分，即生死之所由判，辨之不可不晰也者。此症外虽热而内则寒，其名曰格阳。格阳者，阴盛于内而阳格于外也，上虽热而下则寒，又名曰戴阳。戴阳者，阴盛于下而阳戴于上也。所以其身虽壮热如烙，而不离覆盖；其口虽大渴引饮，而不耐寒凉；其面色虽红却娇嫩而游移不定；其舌苔虽黑却浮胖而滋润不枯。如果属白虎，则更未有四肢厥冷而上过乎肘，下过乎膝，六脉洪大而浮取无伦，沉取无根者也。昨幸不用白虎耳，一用白虎立毙矣！遂以大剂八味饮加人参，浓煎数碗，持冷与饮，诸症乃瘥。继以理中加附子，六君加归芍，各数剂，调理而愈。 （《潜邨医案》）

【评议】本例为典型的真寒假热证，其对"戴阳""格阳"的分析，堪称语语中的，读了犹如醍醐灌顶，使人彻悟。我们认为其辨证关键在于舌黑滑而胖，脉洪大而空，纵有种种假热之征象，凭其舌脉，乃能拨开迷雾，豁然开朗，识得病证之本质，庶免以假乱真，造成治疗上的错误。本案值得细读。

阳极似阴热疫肢厥案

理藩院侍郎奎公四令弟病疫，昏闷无声，身不大热，四肢如冰，六脉沉细而数。延一不谙者，已用回阳救急汤，中表兄富公，力争其不可。及予至，诊其脉沉细而数，察其形唇焦而裂，因向富公曰：此阳极似阴，非阴也。若是真阴，脉必沉迟，唇必淡而白，焉有脉数、唇焦认为阴证哉？此热毒伏于脾经，故四肢厥逆，乘于心肺，故昏闷无声，况一身斑疹紫赤，非大剂不能挽回。遂用石膏八两，犀角（现已禁用，可用水牛角代替，下同）六钱，黄连五钱，余佐以大青叶、羚羊角。连服二帖，至夜半身大热，手足温，次日脉转洪大。又一服，热减而神清矣。以后因证逐日减用，八日而愈，举家狂喜，以为异传。 （《疫疹一得》）

【评议】清代医家余霖所著《疫疹一得》以治"热疫"著称于世。本例属真热假寒，阳极似阴证。其辨证的着眼点在于肢足厥冷而脉沉细带数，且唇焦裂而非淡白。余氏不被假象所惑，抓住疾病的本质，投大剂清热解毒之品，遂使患者化险为夷。

阳极似阴热深厥深案

常熟大东门庞家弄颜姓，因失业后室如悬磬，有病不能服药。延六七日，邀余诊之。脉沉如无，四肢厥冷，无汗，神识昏蒙，呓语撮空，遍体如冰，惟舌底绛而焦黑，干燥无津。余曰：此乃热深厥深，阳极似阴，热极似寒也。当时即进以银花露一斤，再进以大剂白虎汤加犀角、生地、人中黄。煎好，调服至宝丹、紫雪丹。罔效。明日再饮以银花露二斤，仍服原方，犀角八分，生地一两，石膏八钱，知母二钱，生草一钱，人中黄二钱，粳米汤代水，调至宝丹一粒，紫雪丹五分。服两剂，如故。余思既是热深厥深，有此两剂，亦当厥回，如果看错，寒厥服此两剂，无有不死，何以不变不动，正令人不解。

至明日复诊，神识已清，肢体皆温，汗出淋漓。问其母曰：昨日服何药？曰：昨日服黄霉天所积冷水五大碗，即时汗出厥回，神清痧透。余曰：何以能知服凉水可以回厥？其母曰：昔时先伯为医，每晚谈及是年热症大行，服白虎、鲜石斛、鲜生地等往往不效，甚至服雪水方解。吾见先生服以银花露三斤，大剂凉药二剂，如果不对，宜即死，今无变动者，必系病重药轻，吾故斗胆以黄霉水饮之，谅可无虞，谁知竟即时转机。噫，余给药资数千，不若其母黄霉水数碗也。孔子曰：学然后知不足，洵至言也。

（《余听鸿医案》）

【评议】本例虽见"脉沉如无，四肢厥冷""遍体如冰"等貌似阴寒之证，惟"舌底绛而焦黑，干燥无津"，乃反映疾病之真象，故余氏辨证为"热深厥深，阳极似阴，热极似寒"。最值得玩味的是，诊断既明，用药无误，而反不能奏效，无奈之际，病家径加用单方"黄霉水"饮之，竟获转机。可见民间单方草药，决不可轻视。俗语"单方一味，气死名医"，良有以也。

真实假虚厥证用大承气汤病获转机案

曾治白以采，患腹痛作泄，愈月不愈，姜、附服过无数。其人禀气素盛，善宴啖肉食，因自恃强壮，病中不节饮食而酿胃实之证，大便转闭，自汗出，昏愦不省人事，谵语狂乱，心腹胀满，舌苔焦黄，干燥开裂，反通身冰凉，脉微如丝，寸脉更微，殊属可疑。予细察之，见其声音烈烈，扬手掷足，渴欲饮冷，而日夜不寐，参诸腹满等症，则胃实确无疑矣。更察遍身冰冷，厥热亢极，格阴于外也。脉微者，结热阻结中焦，营气不达于四肢也，正所谓阳极似阴之证。急于大承气汤一剂无效，连服四剂无效。予因忖道，此证原从三阴而来，想有阴邪未尽，观其寸脉，其事著矣。竟于大承气汤中加附子三钱以破其阴，使各行其用，而共成其功。服一剂得大下，寸脉即出，狂反大发。予知其阴已去矣，附子可以不用，单投承气，病势略杀，连服四剂。前后芒硝、大黄各服半斤而安。可见三阴寒证，因有宿食，转属阳明而成结燥者，有如是之可畏也。 （《齐氏医案》）

【评议】本例从其症状来看，便闭，谵语狂乱，心腹胀满，舌苔焦黄，干燥开裂，实也；通身冰凉，脉微如丝，虚也。虚实疑似之间，有赖医者鉴别。齐氏细察之，见其声音烈烈、扬手掷足、渴欲饮冷，参诸腹满等症，毅然决然地断为"胃实"之证。于是采用大承气汤下之，病获转机。至于"脉微""身冷"，齐氏释之为"结热阻结中焦，营气不达于四肢也"。如是重症危疾，得以辨清疑似真假，正确诊断，洵非久经临床阅历有得者不能为之。

抽　搐　案

抽搐是临床上常见的急症之一，现代医学认为是神经—肌肉疾病的一种病理现象，表现为横纹肌的不随意收缩，常见于脑系疾病、传染病、中毒、头颅内伤、厥病类疾病、子痫、产后痉病、小儿惊风、破伤风、狂犬病等病中。中医认为引起抽搐的病因病机主要为热毒内盛，风阳扰动、风毒窜络、阴血亏损等。古代医家治疗抽搐，对其病因病机、治法方药均积累了丰富经验，这充分体现在名家医案中，兹举例予以评议。

气血虚极致痉案

有一患者，内溃针出脓三五碗。遂用大补之剂，翌日热甚汗出，足冷口噤，腰背反张。众欲投发散之剂，余曰：此气血虚极而变痉也，若认作风治则误矣。用十全大补等药而愈。此症多因伤寒汗下过度，与产妇溃疡气血亏损所致，但当调补气血为善。若服克伐之剂，多致不救。（《正体类要》）

【评议】张景岳云："痉病甚多，人多不识……常见有不因误治，而凡属阴虚血少之辈，不能荣养筋脉，以致拘挛僵仆者，皆是此证。"本案患者发痉因溃疡气血亏损所致，治疗时宜特别注意气血亏损的因素，虽见风象，亦不可径作风治而投克伐之剂，须谨遵"治风先治血，血行风自灭"，用十全大补等药补益气血方为上策。

体虚过劳战摇反张验案

程氏子年二十余，禀弱，又使内劳役过度，兼有忧恐之事，忽患手足战摇不定，甚至反张，汗出如雨，常昏晕不知人，一日二十余度二十余度，_{虚极}。又吃忒，饮食难进，面色黧黑。一医作中风治，证益剧。半更时江至，两手战摇，不能诊候，捉执犹不定，略诊之，弦大搏击_{似肝脏脉}，似真脏之脉。乃以大剂参、芪加白术、陈皮、大附子、天麻、麻黄根之类，一日夜服人参二两，汗少止，昏晕稍疏，诸症稍减。连服补剂三日，四体战始定，脉可按。病虽少回，而虚未复。江乃言归，戒以确守前方多服，庶几可愈。数日来迎，书云旧症将复举之状。询之，乃减参、芪大半。江至，则复作如旧，乃仍前倍加参、芪，大剂补之，乃定，服人参三四斤而愈。（《名医类案》）

【评议】 本例手足战摇，甚至反张，并肝真脏脉见，其病危急可知。盖"真藏脉"始见《素问·平人气象论》："人以水谷为本，故人绝水谷则死，脉无胃气亦死。所谓无胃气者，但得真藏脉，不得胃气也。所谓脉不得胃气者，肝不弦、肾不石也。"五脏皆有其真藏脉，本案中所及肝脏脉，据《素问·玉机真藏论》载："真肝脉至，中外急，如循刀刃责责然，如按琴瑟弦"，《素问·平人气象论》则言："死肝脉来，急益劲，如新张弓弦。"真藏脉因胃气不能与脏气俱至于手太阴而致，乃五脏真气败露之象，其出现意味着病情危重，但距离死亡尚有时日，"凡持真脉之脏脉者，肝至悬绝急，十八日死；心至悬绝，九日死；肺至悬绝，十二日死；肾至悬绝，七日死；脾至悬绝，四日死"，可见真脏脉可助明察病之吉凶，但切不可一见真藏脉便束手放弃，坐以待毙。本案患者病体虚极，真脏脉现，且病情几度往复，恐将不治，幸得医家力挽狂澜，投大剂参芪，最终获愈。

四物汤治发痉口噤案

虞恒德治一妇，年三十余，身材小琐，形瘦弱，月经后忽一日发痉口噤，手足挛缩，角弓反张。虞知其去血过多，风邪乘虚而入。用四物汤加防风、羌活、荆芥，少加附子行经，二帖病减半，六帖全安。（《名医类案》）

【评议】本案患妇身形瘦弱，系脾虚体弱之象，脾虚则气血生化不足，血虚则不能濡养肝脉，故肝血亏损，冲任空虚。月经期至，虚虚之势已成，血虚而引动肝风，痉厥之疾由此而发。治当补益为主，佐以息风，虞氏予四物养血柔肝息风，养血调经，另加防风、羌活等祛除风邪，药证相符，效如桴鼓，其病自愈。

过汗变痉治验案

陈云谷之子，年十四岁，四月中旬，自馆中回家，偶戏水傍，一人在后慑之曰：师来！因惊而手扑于水，头面俱湿，仅身不落水耳，走归，夜卧身发热，头苦痛，至清晨，烦躁不安，胡言乱语，及问之，欲言而不能出声，彼家延儿医视之，谓六脉浮紧，此伤寒症也，表气郁冒，以致里气不舒，故烦乱，宜大汗之，用五积散，令密室重覆，汗出透衾。明日，手足搐搦，项背强直，气出不纳，自汗不语。更儿医数人，惟投抱龙丸，钩藤散惊风之药，不得少效。医者束手，病家悲号。始以予非儿科，故不延治。其族叔陈少塘曰：医顾明理何如耳，何论大小？因求疗于余。诊其两寸浮数而散，关尺沉弱而涩。此症初起，本因惊恐，伤其肝肾二经之气分。

《内经》曰：惊则气乱。胡言乱语，气乱故也。问之语不能出声者，气下故也。此时以平肝镇心之中，少佐以壮气血之药，病当自愈。乃误认为伤寒而发其汗，汗多则亡阳，变而为痉，强直搐搦，盖痉症也。《内经》曰：阳气者，精则养神，柔则养精。今阳气竭，血无所附以养血，故不柔和也；阳气尽浮于外，故气不纳而自汗；不语者内之元阳将尽。急用大料参芪为君，以救垂绝之阳；归芎天麻生地为臣，以养肝经之血；白芍酸枣仁五味为佐，以收耗散之心神；生甘草麦冬为使，生津液以彻浮游之火。二剂，诸症顿减，复以朱砂安神丸间服之，旬日而如故。

卢绍庵曰：痉症项强搐搦，角弓反张，谓肩臀着席，肚腹迭起而高，腰脊反空空如桥。先正云：大发湿家汗则成痉。此子虽仆于水，仅沾头面，是惊为主，而非湿症也。庸工大汗之，谬矣！非先生之卓识，决然不起。（《陆氏三世医验》）

【评议】本案后所附卢绍庵发明，评点切中肯綮，阐释精当，故不再加论述。仅就案中所及"痓""痉"二字，展开一二。医籍中以项背强急、口噤、四肢抽搐、角弓反张为主的病证，或作"痉"，或作"痓"。按许慎《说文解字》："痉，强急也。从疒，巠声。""痓"字未收于《说文》，始见于张揖《广雅》，并训为"恶也"。历代对于此二字见解不一：认为二者同字者有之，清代徐忠可云"盖痓即痉，强直之谓也"，认为二者同类者有之，如《仲景伤寒补亡论》载"盖痓者病名……痉者症名"，《圣济总录》载"痉又谓之痓者，痓痉一类也"；认为二者义殊，实为传写之误者亦有之，成无己《注解伤寒论》云"痓，当作痉，传写之误也。痓者，恶也，非强也"，陈修园《金匮要略浅注》云："旧本以痉为痓，传写之误也，今改正之。"笔者管见，第三种观点较妥，应是传抄讹误，故而研读医籍时当仔细辨析，不可等同互释。

柔痉验案

吴桥治程嗣思，体肥白，疡药过当，腠理皆疏，始觉汗多，久而益甚。一发则汗下如雨，厥逆反张，口噤目瞪，痰喘并作，良久气反，小便不禁，瞑不能言，旬日益深，日十数作。诸医谢去。桥至而按诸方，则曰：《经》云汗多亡阳，此柔痉也，诸君失之矣。乃重用参、芪，次附、桂、芍药，次龙骨、牡蛎，饮之半剂而寝。家人以为死矣，将升屋而号。桥曰：药中病而行，得寝乃复，非死也，亟为粥汤待之。顷之，呻吟呼粥，汤少进，再剂而愈，三月而复初。 （《续名医类案》）

【评议】《金匮要略·痉湿暍病篇》云"太阳病，发热无汗，反恶寒者，名曰刚痉""太阳病，发热汗出，而不恶寒，名曰柔痉"。吴桥以本案患者汗下如雨，断为柔痉并果敢施治，终获愈。但须注意的是，案中对于是否恶寒却语焉不详，《金匮》中"不恶寒"一句应作何解？单纯理解为"不怕冷"恐失妥当，据《金匮》："身热足寒，颈项强急，恶寒，时头热，面赤，目赤，独头动摇，卒口噤，背反张者，痉病也"，可见痉病多是由于外感风寒、津液内伤、邪阻经脉所致，其见证与太阳病相似，均有恶寒见证。笔者认为应将柔痉之"不恶寒"，理解为前句刚痉"反恶寒"之对举，即相对"反恶寒"而言，其怕冷程度较轻，本案语未提及，或正因恶寒较轻也未可知。

服铅粉口噤目窜角弓反张而成痉病案

方思宇兄乃室，服铅粉后，胸腹切痛，因灌麻油吐泻，数日遂偏身麻木，口噤头摇，手足拘挛，昏不知人。予视之曰：痉病也。阳气者，精则养神，柔则养筋。铅粉之毒，以吐泻十去八九，脾胃之气血津液，因之大伤，筋无所养，故挛急而成痉，亦亢则害，承乃制之理也，不可以作风治。人参、黄芪、熟地、当归、白芍、麦冬、炙甘草、茯神、阿胶，数服遂安。（《赤崖医案》）

【评议】痉病以项背强急、口噤、四肢抽搐，甚则角弓反张为主症，此案所载症状与此雷同。本病有虚实之分，实证多因外邪壅滞经络所致，虚证多因气虚血少，津液不足，筋失濡养使然。从本例的成因及症候分析，显属虚痉。汪赤崖以大补气血立法，意在滋濡养筋脉，方药熨贴，故数服而安。

阴伤中暑痉厥神昏案

陈　十五岁　乙丑六月二十五日　病久阴伤已极，骨瘦如柴，又加卒然中暑，中热气，舌绛芒刺，唇干液涸，无怪乎痉厥神昏，十指蠕动，危险之至。以脉尚浮弦而芤，勉与一面大队填阴，兼咸以止厥法。先与紫雪丹二钱，凉水和服，共服六钱。

白芍五钱　细生地三钱　犀角五钱　羚角三钱　麻仁二钱　炙甘草二钱　阿胶三钱　生鳖甲五钱　牡蛎五钱

浓煎，缓缓服。

二十八日　神识未清，间有谵语。

炙甘草六钱　麦冬八钱，连心　真大生地八钱　生鳖甲五钱　阿胶三钱　麻仁三钱　犀角五钱　生白芍五钱

七月初一日　邪少虚多，用复脉已当，但舌上黑苔未化，宿粪未见，兼加润法。

生白芍六钱　炙甘草四钱　麦冬六钱　真大生地八钱　阿胶三钱　麻仁五钱　犀角五钱　生鳖甲六钱　元参二两

煮成三杯，分三次服。

初五日　服前药五帖，见宿粪碗许，黑苔已化，但神识尚未十分清楚，用三甲复脉加犀角，即于三甲复脉汤内，加：

犀角四钱

初八日　神识仍未清楚，汤药照前，间服牛黄丸三丸。（《吴鞠通医案》）

【评议】本案患者阴伤已极，又感暑热阳邪，已是正虚邪实危殆之至，首诊时吴鞠通一面填阴，一面以紫雪止厥，此处用大队血肉有情之品填补阴精亏损，其直入肾经，填髓生精之功，非草木类补益药物所能及，正是《内经》所言"形不足者，温之以气，精不足者，补之以味"。至于紫雪，吴氏对三宝的使用，可谓泛应曲当、得心应手，云"大抵安宫牛黄丸最凉，紫雪次之，至宝又次之。主治略同，而各有所长，临用对证斟酌可也""暑温……神识不清，热闭内窍者，先与紫雪丹"，本案阴亏受暑，内陷心包，紫雪极具辛寒芳透之性，可定厥并泄有余客热，再与复脉汤存阴、三甲潜阳，用之最宜。牛黄丸清心之力则强于紫雪，至五诊时患者仍神志未清，吴氏遂予牛黄丸间服。另外，吴氏对温病热结胃腑十分重视，本案三、四诊两次提及"宿粪"情况，可见关切，由于是患邪少虚多，不可行承气重竭其津，故用生地、麦冬、麻仁等增液润燥，果然收效。本案文字简练，数语间不仅将数次诊治交代清楚，更反映出吴氏温病危重症诊疗特色，值得细读。

孕妇病痉用大承气汤获转机案

初诊　怀孕八月，气郁阻中，暑风外迫，猝然发厥，神昏不语，目闭口噤，柔痉不止，卧不着席，时时龂齿。《金匮》云：痉为病，胸满口噤，卧不着席，脚挛急，必龂齿，可与大承气汤。但系胎前身重之际，当此厉病，断难用大承气法。然不用承气，症属难挽。如用承气而胎欲下动，亦断无生理。势处两难，但不忍坐视。先哲云：如用承气，下亦毙，不下亦毙，与其不下而毙，不若下之，以冀万一之幸。既在知已，不得已而勉从古法立方，以慰病家之心，亦曲体苦衷矣。

川纹军四钱，生磨汁　净芒硝二钱　酒炒当归三钱　姜炒川厚朴一钱　炒枳实一钱　大丹参片五钱　盐水炒杜仲一两　高丽参四钱　陈仓米一合

二诊　昨方进后，幸胎未动，诸症悉退。盖前方乃系涤热，而非荡实，故孕安而邪亦净。但舌色微红少津，是因暴病大伤，未能骤复。法宜养心和中。能恬恢自畅，调摄得宜，则可也。

青蒿梗　佩兰梗　炙甘草　大丹参　白归身　香白薇　怀山药　真建曲　法半夏　广陈皮　南沙参　川杜仲　赤茯苓　乳荷梗　红枣　陈仓米
（《费伯雄医案》）

【评议】妊娠用药，因恐胎堕，世代医家多视攻邪之品为鸩毒，避之不及，一遇时疫温病，高热痉厥，难免束手无策。对此，吴又可于《温疫论》专辟篇章论述，认为"须随证施治，切不可过虑，慎毋惑于参、术安胎之说。病家见用承气，先自惊疑，或更左右嘈杂，必致医家掣肘，为子母大不祥。若应下之证，反用补剂，邪火壅郁，热毒愈炽，胎愈不安，转气传血，胞胎何赖？是以古人有悬钟之喻，梁腐而钟未有不落者，惟用承气，逐去其邪，火毒消散，炎顿为清凉，气回而胎自固"，正是"有故无殒，亦无殒也"之意。本案患者暑热郁结，柔痉不止，病情危笃，当予大承气涤热外出，但碍于怀孕八月，不敢径投，幸有费氏果断予承气汤，方获转机，同时费氏严察病情，把握剂量，衰其大半而止，痉止热退即转投养心和中之剂，如此胆大心细，值得称道。

营血内亏风阳大动致痉厥案

林右 营血久亏，肝木失养，风阳大动，窜入经络，遍身酸楚。兹当风木司令，阳气弛张，迭次痉厥，厥回而神识昏迷。脉细涩如丝。深有阴阳相决之虞，未可视为惯常也。拟护神潜阳法。备请商定。

块辰砂绢包，三钱　茯神三钱　煅龙骨三钱　龟甲心五钱，刮白，先煎　丹皮二钱　秦艽一钱五分　女贞子三钱　稆豆衣四钱　炒远志四分　濂珠四分　川贝四分　真金箔一张三味研末，先调服

二诊 痉厥已定，神情亦清，然心中悸荡，音低气怯。虚损之极，聊为敷治而已。

人参须另煎冲，一钱　块辰砂三钱，包　茯神三钱　煅牡蛎四钱　煅龙骨三钱　稆豆衣四钱　橘红一钱五分　潼沙苑盐水炒，三钱　女贞子三钱　金器一件

三诊 痉厥之后，身发白疹，是病久中虚之极也。屡次发热，脉象虚微，阴不足而阳有余。当气阴兼顾。

台参须一钱，冲　女贞子三钱，炒　煅牡蛎四钱　小黑豆衣四钱　炒枣仁二钱　朱茯神三钱　煅龙骨三钱　龟甲心炙，先煎，四钱　潼沙苑三钱，炒　炙鳖甲四钱　（《张聿青医案》）

【评议】项背强直、甚则角弓反张为痉；突然昏倒、不省人事、手足逆冷而为厥，痉厥系温病发展到一定阶段的危重证候，成因颇多，总以温热病引起。清代以前往往将痉厥分而论之，并称始自叶天士，叶氏在《临证指南医案·温热》中阐释其病因病机为"内风肆横，肢掣瘛疭，邪闭心胞络中，痰潮神昏""厥阳挟内风上逆，遂成痉厥"，并指出此病独重在肝。本案患者营血久亏，风阳大动，故用药以滋阴潜阳、镇肝息风为主，兼顾

养血通络。首诊药即中鹄，随症增损续服，诸症次第减退。

风火相搏致惊风案

一小儿忽腰背反张，目上视，面青赤。曰：青属肝主风，赤属心主火，此风火相搏。用柴胡栀子散，倍加钩藤钩顿安。而痰如旧，又用抱龙丸而愈。（《保婴撮要》）

【评议】腰背反张是小儿惊风的主要症状之一，惊风与"麻、痘、疳"并称古代中医儿科四大要证，也是当前儿科的常见危重症，临证须十分重视。本案患儿风火相搏而作反张，所用柴胡栀子散，一名栀子清肝散，薛氏常用此方清心肝二经火热，于本案甚是对症。另须指出，本案中仅有柴胡栀子散方名而未及组成，后世有同名方出《证治准绳》，较薛氏方多炒白术一味，剂量稍有出入。现代多把柴胡栀子散出处注为《证治准绳》，但《保婴撮要》成书更早，笔者故而存疑，此处暂不表，待进一步考证。

异功散调理脾胃治惊风案

一小儿忽腰背反张，服治惊之药后，不时举发，面色黄白，肢体甚倦。余用五味异功散，十余剂而愈。后因惊，兼饮食不节，不时举发，随用前药即愈。遂日以参、术末，每服五七分，炮姜、大枣煎汤调下，服至二两而不发。已上二症，元气虚而病气实也，若用攻邪之药皆误矣。（《保婴撮要》）

【评议】本案患儿腰背反张，此症危急，故先定惊治其标，之后仍不时发作，薛氏遂予异功散治其根本，终获愈。异功散出自北宋钱乙《小儿药证直诀》，可"温中和气，治吐泻，不思乳食"。治惊用调理脾胃方，正如薛氏所言："凡小儿诸病，先当调补脾胃，使根本坚固，则诸病自退，非药所能尽祛也。"本例实因脾土虚弱，不能生金，金虚不能平木，以致木邪妄动也，若投治风之药，恐反助其病势。薛氏常以补中益气汤、四君子类调治小儿各种慢性病证，而异功散较四君多一味陈皮，行气和胃，补而不滞，于儿科临证，更为适用。

活用经方桂枝附子汤治惊风案

熊继先乃郎　半岁　肌肤娇嫩，笑舞爱人，继先常与余言可喜。余曰：凡娇嫩之物，最忌风霜，当预防之。继因见其易于抚养，乃私议余言之非。一日患伤风小恙，鼻塞咳嗽。医以二陈、苏、防之属，因而得汗，即至嗽声不出，气急神扬，尚以不嗽为效，盖不知外感以有嗽为轻，以无嗽为重。又误进苏子、枳壳之属。下咽未久，忽然目珠上瞪，四肢抽掣。又误进镇惊丸。诸医见其小水短少，更与疏风之药，加入淡渗之味。继因见病急未服。危迫之顷，先自谢罪，恳余治之。遂疏桂枝附子汤与服，尔时变症愈出，忙煎灌之，一剂而风痉自止，再剂而诸恙悉痊。嗟嗟！药只一方二剂，而成功旦夕者，原有自耳，此正分经用药之妙也。仲景云：太阳病发汗，遂漏不止，其人恶风，小便难，四肢微急，难以屈伸者，桂枝附子汤主之。盖此儿阳气素微，汗之有亡阳之变。夫汗为心之液，四肢为诸阳之本，小便为阳气之化。误发其汗，阳越于表，津弱于里，营卫将离，机关大乱，是皆太阳阳亡之象，亦诚危矣。欲返太阳之阳，必当循经引治，故以桂枝色赤属火入心之品，用附子以补心肾之阳，元府不密，赖白芍酸以敛之也，津弱筋急，处甘草以缓之也，营卫不谐，藉姜枣以和之也。一方之中，如此妙用，乃仲景之深心，正为太阳救逆之法。举世不察，徒事惊风之说，千中千死，执迷不悟，总由不究六经之义耳。（《得心集医案》）

【评议】《得心集医案》为清代名医谢星焕所著，书凡六卷，收录医案261则，尤以疑难重症为多，《南城县志》赞其"精通医法，善治疑难奇险病证，诸医束手，焕至，立辨病源，决人死生，叙案立方，应手即愈"。谢氏医案一般首先述患者病史，次言诊治经过，立法处方记录翔实，分析说理明晰，实为医案中之佳作。本则案语论病切中肯綮，立法匠心独运，尤其对仲景方的精研活用，值得细读。

十全大补汤治小儿瘈疭案

吴承先令爱　体素孱弱，勤于针黹，忽浑身战栗，牙关紧急，舌可略露，口不能言，时露抽搐角弓之状，寒热悉无，小水仍利。疏风解表之药不效，病经两日，其势渐危。诸医见大便未通，欲行攻下，未决。余至，众皆推治。诊之，脉来缓大，方思议间，手足抽搐，角弓反张，牙关紧急，两目翻视。诸医告退。窃此症其来甚暴，应知暴病非阳，且无寒热，决非三阳实邪。若果外邪固闭，其人早已昏迷不醒，安得清明若是。此必血虚风中，筋脉瘈疭无疑。与大剂十全大补汤，重肉桂加附子急进，抉齿灌入，俾得略睡，其势稍止。昼夜一周，进药三剂，乃得口开能言。然犹微搐，共进十余剂始安。

附　厥后，郭永明老年独子，稚龄体弱，深夜看戏回家，立时即病，悉同此症，明是血虚风中。余与前药，畏不敢进，竟争疏风化痰，兼进法司符水，分明可生之症，竟至不起，诚可惜也。须知阳邪之发，其来必渐，阴邪之发，其来必骤，人鬼关头，先具成见，况闭症多握拳，脱症多撒手。又凡中症，有中腑、中脏、中血脉、中经络之殊，有真中、类中之别，若不平时领会，岂不害人于冥冥中耶。

十全大补汤 （《得心集医案》）

【评议】本案亦出自《得心集医案》，患儿手足抽搐、角弓反张、牙关紧急、两目翻视，辨证为血虚风中，谢氏未循旧例予疏风化痰，而是投大剂十全大补汤，并重肉桂、加附子回阳救逆，而获效验。十全大补汤一名"十全饮"，出自《太平惠民和剂局方》"凡病后未复旧，及忧虑伤动血气，此药平补有效，最宜服之"，此处用之，正是"治风先治血"之意。现代研究亦证实十全大补汤具有明显提高血红蛋白、红细胞、血小板含量，保护骨髓造血功能的功效。

防风通圣散治惊风案

姜德华之子　二岁　潮热不退，胸紧气促。诸医用尽柴、前、陈、半、枳、桔、芩、连之属，毫无一效。遂尔手足抽掣，角弓反张，烦扰啼哭，夜间尤甚。灯火汤药，杂投无数，皆言已成惊风必死之症。德华来寓邀治，视其体肥面白，唇焦齿燥，舌苔灰白，黏涎满布，舌尖略有红刺，胸紧气促，七窍干燥，小水短赤，大便通而不燥，潮热异常，四肢指尖微冷。细详此症，乃风、热、痰三字合为病也。览前医之药颇是，何故更加抽掣反张也，此中宜急讲矣。夫医只执迷清火化痰之方，而不知有下痰泻热之法。盖柴胡发散，而于驱风无益。陈、半、枳、桔，虽称化痰，今施风热之症，岂非愈燥痰涎乎。芩、连只能清火，却无泻热磨刮之功。延缠日久，风无出路，痰愈胶黏，而热愈甚。小儿筋骨柔脆，身中风热既久，津液必然受灼，机关愈阻，经络如焚，安得不为抽掣反张耶。考古惟防风通圣散正为分清表里，兼能驱风泻热，使风仍从外解，热从下出，其痰不治自除，其风不截自止。定见如是，直许可治。姑与通圣散，开水调灌，大解一次，其哭稍定，反张略止。随进通圣散，方除麻黄、白术，加蒌仁、槟榔，二剂，遂下胶痰数块如鸡子大，黏结腥臭异常，乃身中津液痰涎，愈蒸愈结之物也。病随药愈，众称神治。此症小儿颇多，皆由在表失表，在里失里，延缠多日，遂成此候。医者病家多执牛黄、苏合、抱龙等丸，外用灯火乱烧，概不知此取用。余治斯疾，颇有所悟。今录之，可为小儿另开生门之法，后之幼科得览是编，未必非临症之一助云。

防风通圣散 （《得心集医案》）

【评议】防风通圣散出刘河间《宣明论方》，由防风、荆芥、麻黄、薄荷、桔梗、生石膏、黄芩、栀子、大黄、芒硝、甘草、滑石、当归、芍药、川芎、白术组成，乍看庞杂，实则严谨，佐制合度，汗、清、下并用，表里、气血、三焦通治。小儿脏腑娇嫩，形气未充，外易为六淫所侵，内易为饮食所伤。治宜解表同时兼顾健脾化湿。本案患儿已惊风抽搐，单一解热，恐热势难却，更伤脾胃。防风通圣散旨在表里双解，使表邪得宣，里热得泄，配合健脾活血药物，攻邪而不伤正，方义正符小儿生理特点，故奏奇效。又，本案理法方药分析精辟，且富有文采，诚非老手不能为之。

助脾扶胃治虚风案

傅芬圃之子 忽尔眼翻抽搐，喉内痰鸣，胸紧气促，发热汗出，盖不知为虚风之病，乃归咎于神煞所害，医巫杂治，合室惶惑。余至其厅，锣鼓宣扬，男妇杂集，声满房中，急为视之，面色黄白浮浮，两眼白珠纯青，一老妇擎杯灌药。余将药嗅，乃麝、片之香，因掷其杯，大声曰：此等治法，真属可笑。先令将锣鼓停止。盖病全是虚怯，正当安神为上，锣鼓声动，惊则气散，其药虽云截风，内有麝、片，皆能散气耗神。且天气暑热，加以人气满房，熏蒸逼炽，仓迫之际，纵有明者主张，医者高见，亦当怵惕塞机，将何恃以望生耶？品翁敬服，辞巫散人。诊其额热气冷，胸紧痰鸣，便泄尿短，黑珠上吊，角弓反张，此乃脾虚痫搐之证。诚由胃气久弱，不能运化乳食，痰涎凝滞于胸，阻塞灵窍为病。盖阳明胃者，主束骨而利机关，饮食入胃，游溢散精，上归转输宣布洒陈之义，全赖胃气运行之力。今胃气既困，机关不利，运行失常，所以反张直折。治之之法，全以助胃扶脾为主。但使胃气旺，便能复其稼穑之常，运行之旧，其风岂非不截而自止乎。先与理中丸调灌，随以星附六君子汤加天麻、钩藤数剂而安。（《得心集医案》）

【评议】本案傅芬圃之子眼翻抽搐、喉内痰鸣，显属痫证。痫证为反复发作性神志异常的病证，因其发作症状特点，中外医学史上都曾有从鬼神迷信角度认识诊治痫证的阶段，往往医巫杂治，贻误病情，不知凡几，本案患儿幸遇良医，方不至死。

我国历代医家治痫多以痰浊立论，而痰邪虽为致病的直接因素，但总归咎脾胃功能失调而致。小儿脏腑娇嫩，形气未充，加之乳食不知自节，冷热不知自调，易伤脾胃。谢氏从补养脾胃着手，予理中及六君，一方面扶正固本，补后天实先天；一方面调达枢机，绝其生痰之源，无怪数剂便安。笔者临床工作中见闻癫痫发作患者，也常伴随消化道症状，可见脾胃功能确与癫痫发作存在一定的相关性。

独参汤治慢惊风案

予孙应达，初生未满一月，乳媪抱之怀间，往观春戏时，风寒甚切。及回，即啼不乳，时发惊搐。始用苏合香，继用惊搐药，不效，众皆危之。予曰：小儿初生，血气未足，风寒易袭，此必风邪乘虚而入也。风喜伤脾，脾主四肢，脾受风扰，故四肢发搐，日夜啼叫不乳。《经》曰风淫末疾是也。其治在脾。脾土不虚，则风邪无容留矣。因煎独参汤，初灌二三匙，啼声稍缓。再灌三五匙，惊搐稍定。再灌半酒杯，则吮乳渐有生意。（《石山医案》）

【评议】风淫末疾，末即四肢，脾之所主，故脾受风扰则发抽搐。本案患儿惊搐时发，病势缠绵，应为慢惊风。中医辨治此病多从脾胃入手，治以温补为主：李东垣云"慢惊风由脾胃虚而生"，钱乙有"急惊合凉泻，慢惊合温补"之论，人参味甘性微温，归脾、肺、心经，功能大补元气，复脉固脱，补脾益肺，于此案中，既可起病于危急，又可补脾益气，可谓标本兼顾。现代医学认为，小儿慢惊风是由于多种原因引起的中枢神经系统活动异常，而人参可使中枢神经系统的兴奋和抑制两种过程达到平衡，使造成紧张混乱的神经过程得以恢复。

钱乙黄土汤治皇子瘈疭案

钱乙治皇子，病瘈疭，国医莫能疗。闻乙有异能，召之，进黄土汤而愈。神宗问：此何以能愈此疾？对曰：以土胜水，木得其平，则风自止。帝悦，擢太医丞。（《名医类案》）

【评议】瘈疭，筋脉拘急而缩为瘈，筋脉缓疭而伸为疭。在清代以前"瘈"与"痉"属同一病证，直到吴鞠通《温病条辨·痉病瘈病总论》才明确了中医"痉"与"瘈"的概念，"痉者，强直之谓，后人所谓角弓反张，古人所谓痉也。瘈者，蠕动引缩之谓，后人所谓抽掣、抽搦，古人所谓瘈也。"本病主要病机有二，一为寒主收引，凝滞经脉；二为热烁肝肾之阴，虚风内动。案中所用黄土汤，方出《金匮要略》，由灶心黄土、附子、甘草、生地、白术、阿胶、黄芩组成，寒温兼施，刚柔互济，刚药鼓振脾阳，柔药护肝肾之阴。尤其取用半斤灶心土，因其经火久炼，具土之质，得火之性，"以土胜水，木得其平，则风自止。"另外值得一提的是，据宋代刘跂《钱仲阳传》，钱乙对答时还有一句："且诸医所治垂愈，小臣适当其愈。"本案未详述皇子症状及前医诊治经过，确实不可直接尽数归功于黄土汤一方，但无论此为实情抑或钱氏自谦，均足见其医德高尚。

异功散治急惊风案

吕坦人子，生甫数月，忽急惊风，抽搐直视，发热不乳，医以抱龙丸及羌活、防风、薄荷、僵蚕等作煎调服。坦人商于予，予曰：误矣，此脾土虚而肝木盛也。急用五味异功散，加煨姜进之。少顷，熟睡微汗，热退而乳。

用异功以实脾土之虚，加煨姜以制肝木之盛，其处方之严密，直与长洲并驾。（《四明医案》）

【评议】《幼科释谜·惊风》言"小儿之病，最重惟惊"，可见其凶险。急惊属肝，前医予抱龙丸加清热解表之剂，旨在豁痰开窍、息风清热。但小儿脏腑娇嫩，形气未充，且不论新久吐泻，必伤脾胃，故小儿惊风多少有土衰木旺之象。本案对患儿惊风症状未有具体描述，但与土虚木旺而致惊者临证应不难区分：由于生化乏源，筋脉失养，多有抽搐无力或颤动时作时止，且兼面色苍白、气短体怠等症状。五味异功散方剂出自《小儿药证直诀》，脱胎于四君子汤，加用陈皮，旨在行气化滞，醒脾助运，使补而不壅，于小儿"脾常不足"的生理特点恰好对症，药中鹄的，少顷即效。

喘 促 案

喘促是临床上常见的危重症之一，主要表现为气息喘促、张口抬肩、鼻翼扇动、唇肢青紫、甚则昏厥等。本症在外感病、内伤病均可出现。外感病多由于邪毒内陷、痰热闭肺所致，往往发病急骤，变化迅速；内伤病则由于久病元气衰败、痰浊阻肺，或由于年高体亏，阴阳离绝而引起，往往病情复杂，病势险恶，临床多见于西医所说的呼吸窘迫综合征、呼吸衰竭、心力衰竭等病症。古代医家对喘促症的病因病机、治法方药均积累了丰富经验，这充分体现在名家医案中，兹举例予以评议。

痰火愈补愈炽案

钱中立治周训导，年五十，时患痰火之症，外貌虽癯，禀气则厚，性不喜饮。医视脉孟浪，指为虚火，用补中益气汤，加参、术各五钱，病者服药，逾时反致气喘上升，喘息几殆。钱视，曰：此实火也，宜泻不宜补。痰气得补，火邪愈炽，岂不危殆？先用二陈汤探吐，出痰碗许，其夜安寝。平明仍用二陈去半夏，加朴硝、大黄，下结粪无数，其热始退。更用调理药，旬日始安。吁！不识病机，妄施补泻，鲜有不败事者。（《名医类案》）

【评议】实邪痰火，更用补益，犹如火上浇油，致"喘息几殆"之危重症。钱氏辨证明确，先以二陈汤吐积痰以揭其上，继用朴硝、大黄下结粪以导其下，积痰除，结粪消，气机通畅，调理而愈。案"不识病机，妄施补泻，鲜有不败事者"之言，确为临证警训。

选用二陈汤作为涌吐剂是丹溪治痰之经验，在《丹溪心法》中多次提及以二陈汤探吐疗疾："有吐者以二陈汤探吐""痰多二陈汤先服后吐""若痰气闭塞，二陈汤加木通、香附探吐之，以提其气，气升则水自降下，盖气承载其水也。"确为临证治痰之指南。

产后阴虚汗出病喘危重案

汪古朴治一妇，形肥而长，面色紫淡，产后病喘不能卧，消谷善饥，汗出如洗。娄全善云：产后喘极危，多死也，而况汗出如洗乎？其得生处全在消谷善饥。汪诊视，曰：此阴虚阳亢，当合东垣、丹溪两法治之。遂以升阳滋阴之剂，旬余而愈。（《名医类案》）

【评议】清代名医张聿青曰："夫产后发喘，历代名贤咸以为阴虚虚火克金，肺气欲绝，最为危险之候。"清代蒋宝素《问斋医案》也谓："产后去血过多，气无依附，浮泛为喘，不宜有汗。"本案不仅产后病喘不能卧，且汗出如洗，实乃危急之重症。陈修园有曰："产后亡血过多，气无所附，孤阳无主，是以常患喘促。此系血海空虚之故，与元气奔脱者不同，宜补血滋阴，使气有所依归，其患自平。"故虽为危候，但辨证明确，汪氏以升阳滋阴之剂治之而获效。

案中娄全善所评"其得生处全在消谷善饥"，确为本案之点睛之处。消谷善饥者，说明患者胃气仍存，胃气乃后天之根本，胃气存则生机存，所用之方药才得以发挥作用。

凭脉辨治气喘濒死案

程明祐治张丙,患中满气喘,众医投分心气饮、舟车丸,喘益甚。一医曰:过在气虚。以参、芪补之,喘急濒死。程诊之曰:病得痰滞经络脏腑,否寒生䐜胀。投滚痰丸,初服腹雷鸣,再服下如鸡卵者五六枚,三服喘定气平,继以参苓平胃散出入,三十日复故。所以知丙得之痰滞经络者,切其脉沉而滑,痰候也。 (《名医类案》)

【评议】分心气饮、舟车丸均为疏利之剂,治之病不仅未减喘反增剧,他医又作气虚治之,致病濒于危。滚痰丸,又名礞石滚痰丸,为祛痰剂,具有泻火逐痰之功效。程氏根据患者脉象辨为痰滞经络,而以滚痰丸祛其内滞之郁痰,导邪外出,使喘定气平。

脉诊是祖国医学中的瑰宝,脉症合参是中医辨证体系的一大亮点。本例辨证的着眼点在于"切其脉沉而滑",确认其气喘濒死之危重症是痰滞经络所为,辨证确切,效如桴鼓。

益气固脱救治喘逆案

屠侍轩尊眷,产一日而触于怒,大便泄泻,昏愦不省人事,大热,气促,汗多。众医谓产后脉不宜大,今脉大左手散乱,又汗出喘促,法在不治。予曰:固然。书云医而不起者有矣,未有不药而起者也。且不药而视其死,与药而或可图生者,孰优?予试之。亟与人参五钱,白术三钱,炙甘草一钱五分,炮姜二钱,肉果六分,五味子七分,煎服。其夜遂稍睡。予窃喜,补而得睡,其阴阳和矣。次早脉果稍收敛,喘促亦缓,大便前半夜泻三次，五更啜粥半盂，小便通利，大有生意也。再以人参、阿胶固元气定喘为君，白术、炮姜补脾为臣，泽兰叶退产后之热，五味子敛神止汗，肉果止泻为佐，甘草和中为使，五帖而安。（《孙文垣医案》）

【评议】喘促，有虚实之分。本例产后而病，"昏愦不省人事，大热，气促，汗多"，貌似实热之象。医者据其"脉大左手散乱""汗出喘促"，辨为虚寒欲脱之证，急投温补固脱之剂，迅获效验。此等危证，若辨证有误，用药出错，死生立判。

阳虚暴喘温阳益气案

宋敬夫令爱喘急厥逆不知人

宋敬夫令爱，中气素虚，食少神倦，仲春忽然喘急，厥逆不知人，将死。余曰：气虚之极，土府违转输之职，金宫失治节之权，非大温大补，奚以极其积虚。用人参一两，熟附三钱，煎成加醇酒饮之。一剂苏，十剂愈，服参至七斤而使起病。（《里中医案》）

夏彝仲太夫人发热喘促

邑宁夏彝仲太夫人，年届八十，因彝仲远仕闽中，忧思成疾，忽发热头疼，医以伤寒，发散禁食，一剂而汗如洗，气喘促，神昏倦。业已治凶具矣。余谓其脉大无力，即令食而投参、芪犹恐或失之，禁其食而攻之，未遽绝者幸耳。用人参、黄芪各五钱，白术三钱，橘、半各一钱五分，甘草六分，煨姜三钱。诸医鼎沸。用一剂而喘汗差减，倍用参、术至一两，症愈七八，惟食未强耳。此火衰不能生土耳，加熟附二钱，干姜一钱，服二月而始全愈。（《里中医案》）

【评议】二则喘促案，一因素体阳虚，暴喘而作；一因年高阳亏，又发散禁食，复损其阳，则气喘神昏见矣。两案之喘促都缘由阳虚，故均以益气温阳治之而愈。需要注意的是，"急者治其标，缓者治其本"为中医治病的准则。笔者认为，案一之暴喘，虽然病根于阳气亏虚，但在益气温阳之时，还应少佐降逆之品以治其标，否则，怕阳不及补而气逆上亡矣。

体虚复伤元气救治案

　　姐丈劳仲虎，初夏劳倦，致感体作寒热，口苦。医用重药发散之，复用山楂、厚朴、枳实、花粉、瓜蒌、半夏之属攻其中，热益甚，痰嗽喘急，语言无序。予往诊之，曰：误矣。急止其余药，重用滋水清金之药。一服而痰嗽渐退，神情觉清。次日往诊，脉浮洪而数，语急遽而收轻，手指时作微胀。予曰：此皆虚症也。邪未尝入阳明，而先攻之，伤其元气，邪反随而入阳明矣。重虚其虚，愈不能鼓邪外出。今虽稍定，夜必发谵妄，当急以人参救之。适篋中所带不多，止用人参二钱，黄芪一两。至次日，家人来言，夜来甚，悖乱不安，其势甚迫，似不可救。予曰：无妨，参力不足故耳。时鼓峰在邑，予拉之同往，曰：汗已至矣，何虑为。乃用参两许，仍入前药进之。其亲友犹议参之与痰喘谵妄相背也。予与鼓峰曰：无庸疑，吾辈在此坐一刻许，待其汗至而别何如？众在犹豫间，因出酒食过午，举杯未尽，内出报曰：汗大发矣。是夜热退痰喘悉平。继用补中调土之剂而起。（《东庄医案》）

　　【评议】劳作之人，素体本虚，适因外感，诸医不辨，外用重药发散伤其表，内以消结涤痰攻其中，"重虚其虚，愈不能鼓邪外出"，犯虚虚实实之戒，出现"热益甚，痰嗽喘急，语言无序"的危重征象。幸吕留良氏（《东庄医案》作者）辨识清楚，先以滋水清金之药清肃肺金之浊痰以治其标，复以参芪益气补虚以治其本，终以调补脾胃而获效。

本案的重点在于虚实之辨，攻补之治，差之毫厘，失之千里，慎之慎之！

温阳散寒治沉寒痼冷喘咳案

邵子易兄令眷，年四十外，形盛多痰，素有头风呕吐之病，每发一二日即愈，畏药不医，习以为常。二月间感寒头痛呕吐，视为旧疾，因循一月，并不服药，渐致周身浮肿，咳喘不能卧，呕吐不能食已五日矣，方请医治。切脉至骨，微细如丝，似有如无。外证则头疼身痛，项强肤肿，足冷过膝，咳喘不能卧，滴水不能下咽，沉寒痼冷，证皆危笃，必须小青龙汤方能解表里之寒水。但苦药不能下咽，先以半硫丸一钱，通其膈上之寒痰。继以麻黄、桂枝、细辛、附子、干姜、半夏、茯苓、吴萸，煎剂与服。初剂尚吐出不存，又进半硫丸一钱。次剂方纳，如斯三日，虽小有汗，足微温，而脉不起，全不能卧，寒水之势不退。余辞之，令其另请高明。有一浙医视为湿热，用木通、灯草、腹皮为君，幸病家粗知药性，不令与尝，专任于余。改用生附子十剂，至四五日，通身得汗，喘咳始宁，方得平卧，频频小便，而下体水清。非此大剂，何能化此坚冰？后用理中桂苓加人参，匝月方健。询彼家仆人，乃平素贪凉冷所致。若此证属脾肾虚寒，则不可治矣。（《素圃医案》）

【评议】本例"咳喘不能卧"之重症，乃沉寒痼冷所为。半硫丸出自《太平惠民和剂局方》，由半夏、硫黄二药组成，具有除积冷，暖元脏，温脾胃，进饮食之功效。本案患者由于平素贪冷，寒邪郁积于中，复感外寒，内外交结，而成阴寒阻阳之重症，所以治疗首用半硫丸开中焦之寒痰，郁寒开而后续之药方能受纳。继予小青龙汤加减与服，虽有获效，由于沉寒痼冷结久难化，寒水之势仍不得解。后郑重光氏（《素圃医案》作者）将附子改以生附子，《本草纲目》有曰："附子生用则发散，熟用则峻补。"坚冰始得融化，药物才能发挥疗效，患者逐渐调理而愈。

气机升降俱废案

壬寅九月中，至海昌，封翁杨乘六延予诊脉，并子弟四五人遍诊之。其次郎在公者，六脉动甚，因语曰：兄脉紧而弦，往来无韵，不出一月，危病至矣。为之定方而别。斯时无甚病，其家不之深究，十月中，忽患咳嗽，痰中见血，医作风寒症治，数以羌防发散与之，十余日，遂大吼喘，痰涌如潮，作蛔蛔声，不得卧，坐一人床上，以额俯靠其背，稍抬头即喘急欲死，走人至杭邀予。予诊之曰：以前日脉推之，病根固深，然不宜困败如此之速也，此殆攻伐之药逼成之耳，无救矣。奈何病家哀恳，言不幸而先生之言中，今时刻难过，生死且不暇计，得喘息稍苏，又作区处。予曰：定喘不难，无如脉色皆去，纵喘定之后，仍虚脱而死耳。遂朝用参、芪、归、芍，暮用加减八味。三日而能卧，饮食倍进，其家喜甚，以为得生。予曰：出入废则神机化灭，升降息则气立孤危。今出入升降俱废息矣，纵挽回何所施，兹不过暂接命门一丝未断之气，逾十日必死矣，无能为也。已而果然。向使病未见之先，即已见之后，医能以大剂填补峻补之药投之，即不能如备，尚可稍延岁月，不至若是之促耳。此可为庸医妄肆攻伐之戒。（《四明医案》）

【评议】《素问·四气调神大论》曰："不治已病治未病，不治已乱治未乱。"朱丹溪进一步发挥道："与其救疗于有疾之后，不若摄养于无疾之先，盖疾成而后药者，徒劳而已。是故已病而不治，所以为医家之法；未病而先治，所以明摄生之理。"本案重病未见之前，未能对中医"治未病"思想予以重视，既病之后前医又妄肆攻伐，出现喘促不得卧，稍动则喘促欲死之危重症。虽经高斗魁氏（《四明医案》作者）治疗，病情已缓，然《素问·六微旨大论》曰："出入废则神机化灭，升降息则气立孤危。"本案患者升降出入皆废，终无力挽回矣。

温肺汤冶虚寒喘案

癸亥年九月，汪石老一仆妇，年二十余。极瘦弱，咳嗽，气喘促不能卧，并一步不能移动，已经七日。所服之药，皆系防风、杏仁、麦冬、贝母、桑皮之类，愈服愈剧。偶过潜里，石老邀为视之。脉极数乱，却极绵软无力。其数乱者，乃气喘促之故，其软而无力，则脉之真象也。余断为肺气虚寒，宜用温肺汤，炮姜、肉桂、白术、半夏、黄芪、人参、茯苓、甘草、橘红、桔梗。服一剂，是夜遂不喘，可以安卧，次日即能行走，再剂全愈。愈后数日，小腹下肿出一块，行路有碍，其夫恐生外患，来告余。余曰：前症原属气虚，此症当亦是气虚下陷，非外患也。用补中益气二剂，提之上升而肿遂消。喘嗽之有温肺汤，乃气虚肺寒的对之药，投之得当，无不立效。前此里中有一仆，时发哮喘，发时一连二十余夜不能卧，遇寒更甚。余以此汤投之，彼卜无人参，重用黄芪二三钱，一剂立愈。嗣后将方时刻佩带身边，间一发时，照方市药一剂即愈。又梅村叶兰友兄，亦有此症，壬戌冬月正发，余投以前药，当夜即安卧。连服八剂，半年不发。后一发时，照方服药即愈。后兰老以余方夸示医者，医者茫然不解，未几往雄村治病，病正相合，见前诸医所用之药，悉是黄芩、麦冬之类，喘嗽月余，终不能卧。因以余方试之，一剂取效，始自叹服云：吾行医一世，从不知有此治法。又癸亥十月，余在旌阳应科试，同学汪左观先生，此症忽发，诣余寓索诊。余投以前方。因彼客中无参，亦重用黄芪三钱，市药一剂归寓所。同寓诸友，交口极诋，谓黄芪万不可服，若服黄芪必腰背屈曲，喘嗽倍增。因畏而不敢服，又来见余，余再四劝之服，谓服必取效，归而诸公又劝其勿服，彼踌躇不决。因祷之神，大吉！又卜卦，云天医上卦，药当服。始回寓服之，是夜喘定，嗽止，安卧，始信心再服而旧病获愈。乃知此汤之治肺气虚寒，诚屡试屡验，百发百中者也。不知何故，近来医家，凡遇此症，必用麦冬、贝母以重寒其肺，否则桑皮、白前、苏子以重泻其气，甚至黄芩、花粉使雪上加霜，而病无瘳时矣。若告以当用参、芪，则笑为妄诞。告以当用姜、桂、白术，则畏若砒霜。至使昔贤垂示后人之正法，不能复明于世，无怪乎夭枉者多也。想亦天地气运渐薄故至此耳，悲夫！　（《医验录》）

【评议】温肺汤出《太平惠民和剂局方》，具有温肺散寒、化痰平喘的作用。本案所治各例，均以温肺汤加减而愈，但据其所用药物，其胸闷痰喘，不能坐卧之喘促，必伴有形寒肢冷，面色㿠白，不思饮食，舌淡，苔白或白腻等，属于虚证寒证，故屡用见效。反之，如见喘促息高，伴有面红目赤，胸胁胀满，身热烦躁，舌红，苔黄或黄腻等热证实证，则不宜用之。"有是证则用是药"，此之谓也。

益元填精治暴喘案

李成槐之室，蓦地气喘，呼吸促急，提不能升，咽不能降，气道噎塞，势甚危。或作痰逆气滞，欲用牛黄、苏合二丸，不敢遽服。脉之，两尺微细无神，此肝肾亏损，子午不交，气脱症也。用人参一两，熟地二两，当归五钱，甘草二钱，一帖稍定，二帖喘平。凡气短似喘，人谓其病在上，不知元海无根，病实在下也，误治立危予遇此等症，重投熟地，无力之家不能备参者，以枣仁一两，枸杞子一两代之，亦应如桴鼓。　（《续名医类案》）

【评议】喘促，不应见其气喘就认作肺病，而元气亏损，肾不纳气也是喘促的主要症因之一，辨证不清，危险立至。本案幸医者辨证明确，急用大剂人参、熟地益元气填精髓，当归、甘草助参地之补气养阴之功，力挽狂澜于危急之中，使上下交通，气机畅达，而病向愈。又，本例辨证的关键在于"两尺微细无神"。

戴阳暴喘验案

王观察在太史时，方酷暑，令媳面红唇燥，发喘不止，足冷至胯，危甚，两脉鼓指，按之微细。必过服苦寒所至，询之果然。曰：此戴阳症也，内真寒而外假热。急以人参三钱，熟附子一钱五分，投之喘定。又加肉桂一钱五分，半夜尚发烦躁，足冷未愈。遂以六味汤内加桂、附各一钱五分，六剂并煎，冰冷，频频饮之而愈。　（《续名医类案》）

【评议】戴阳证者，内真寒而外假热，是寒郁于里，拒阳于外的表现，在治疗上要温阳散寒，回阳救逆，稍有差池，则失之千里矣。此案辨证明确，药与证符，故一剂而喘定，效如桴鼓。

温阳益气救逆法治真寒假热案

冯楚瞻治李孝廉，患咳嗽甚频。视其身长肥白，颊色常红，知为表有余而里不足，上假热而下真寒，病必当剧，劝以重服药饵。时有通谱新贵，甚精医药，乃托其治，所用乃山栀、黄芩、花粉、橘红、贝母、苏子、杏仁之类。止之勿听，数剂后嗽转甚，烦躁喜冷倍常。益信寒凉为对症，倍用之转剧，再进，烦躁更甚，粒不下咽，饮水无度。更以为实热，以三黄丸下之，利行不多，渐加喘促。再剂，夜半喘大作，有出无入，遍身麻木，溃汗如雨，神昏目直，口噤不言，委顿极矣。亟招冯诊，两寸左关仅存。时当六月，欲与四逆、理中，主人畏惧，改以人参一两，麦冬二钱，五味六分，肉桂钱许，始允急煎服之。喘减片刻，奈病大药小，顷复大作，乃不咎寒凉之误，反以参、桂为罪矣。因思尽吾之力，尚可以活，若徇彼之见，必死而已，乃坚定一方，勒令服之。用炒白术三两，人参二两，炮姜三钱，五味子一钱五分，制附子三钱，煎厚汁灌之。下咽后，病人张口大声云：心中如火烙欲死此不与冷服故。傍观疑怨交起不为动。顷之又大声曰：脐间更疼更热，欲死矣。乃窃喜其阳能下达，未之绝也。果少焉，喘定汗收，手足温而神思清，语言反甚无力。此方术多参少者，因中宫久困寒冷，不先为理中，则阳气难下达也。　（《续名医类案》）

【评议】此案乃真假疑似，前医辨证不确，妄加治疗，出现喘促加重，有出无入，溃汗如雨之危重症。幸而冯氏辨证确切，改用温阳益气救逆法，且力辟众议，坚持守方，使患者转危为安。在辨证治疗中，冯氏初投生脉散加肉桂，无奈病重药轻，后改用附子理中汤加减，方中重用白术，冯氏阐释道："此方术多参少者，因中宫久困寒冷，不先为理中，则阳气难下达也。"充分体现了冯氏临证灵机活法的用药经验。

肾虚气逆喘促将脱案

治新城县州同姓杨号权也肾气上奔将脱危案六八

病有由于上起而症反见于下者，最不可用治下之药以降；病有由于下起而症反见于上者，又不可用治上之药以提。此理甚明，人何不晓？岁嘉庆丙辰冬腊，余在府城所治中外之病，人所共知，时有权翁因食烧酒过度，痰气上逆，昏迷不省，复有城中医士心粗气浮，见其气奔痰涌，两肩高耸便是肾气上奔，进用附、桂、姜、半，未尝不是，独惜参用桔梗、白附、天麻、僵蚕、贝母等药混同妄进，而桔梗用至一钱五分之多，吾不知其意义奚似，其颠倒错乱，殆有若是之甚者耳，以至气喘大汗，胸膈痰响如雷，人事不知，手则寻挟不定，脉则细如丝发。余谓技艺不精，何苦如斯。独不观《经》有云：诸上者不宜再上，再上则飞越矣。诸下者不宜再下，再下则寂灭矣。今气既见上奔，复以桔梗升提之药再进，其不飞越而死者鲜矣。余见是症是脉，危迫之极，姑用姜、附、苓、半之药以投，外加沉、故、五味，使引痰气归肾，以救桔梗上升之失。渠家问余此病尚可治否？余曰：此病已剧，急治或可以愈。诸各亲友见余言词甚危，强留余饭未允，病家亦见病急，一面着人出于城东商议信通于家，一面着人急于药铺买药。幸药一服而病减，再服三剂而胸痰不响，心亦渐明，脉亦渐平，而气得其所归而不复起矣。次日请余复诊，渠见余用一指独施，渠谓诊脉原是三部，应用三指并诊，如何专用一指？余曰：余用一指，今已有书，非敢妄用，独惜今人闻见有对而不晓耳。渠曰：昨病昏迷不知先生曾为余诊，兹幸先生施治，心明而始知焉。余见六脉已如平人，但渠坐之既久，语话尚有未甚清晰之处，复于原单重加附半以投。越一日渠因女归期迫思归，复召余商在途所服之药。余问途归尚需几日可以赴家？渠曰：不过三日即至。余恐在途或有冒感，而症复发。遂于原单酌加姜葱，每日进服一剂。奈有先治之医，犹望是病不愈，或得前愆自盖。讵知病已在途逐日渐减，以致是非益明，而有万莫辨者矣。

肾气上奔，妄用桔梗升提奔越，不惟病症不明，亦且药性不晓，吾父换用沉、故、五味下降，效立见奏，始知伊被先医之误。男省吾识。

桔梗协同枳壳并用，则药一升一降，自不致有升提上奔之势，若药不用枳壳单用桔梗，务必认症与脉明确，方不偾事。不信但看吾师之治伊之元孙大小便闭，而用一分桔梗，其效若是之捷，真有不可思议者矣。门人张廷献。（《锦芳太史医案求真初编》）

【评议】本为肾虚气逆之喘嗽，前医在治疗时，辨证不确，妄用桔梗等升提之品，使气喘愈甚而几近毙命。黄氏见症甚危，立易其方，减去升提之药，而用沉香、故纸、五味等补肾纳气之品，既救前药乱升之误，又助肾气归原，药后病减，遵此法调治而安，"病有由于上起而症反见于下者，最不可用治下之药以降；病有由于下起而症反见于上者，又不可用治上之药以提。"临证用药，切不可混淆。

黑锡丹疗真元亏惫气喘案

气喘痰鸣，脾肾两败，阴火逆冲，真阳虑有暴脱之变，势已垂危，事将奈何？急进黑锡丹三钱，姜汤送下，方容再议。

附录黑锡丹方（此丹宜预制随带，凡遇中风及痘症倒塌逆候，均可救急）：

炮附子五钱　沉香五钱　肉桂五钱　金铃子一两，去核　小茴香一两　广木香一两　补骨脂一两　肉豆蔻一两　硫黄三两，炒透　黑铅三两，炒成砂　胡芦巴五钱

上药十一味，酒煮面糊为丸，如梧桐子大，阴干以布袋擦令光莹，宜用小囊随身佩带，倘遇急证不及取药，可以此为临时济急之用。藉吾身元气温养其药，功效尤捷，危急之证，舍此别无治法，医者宜珍之宝之念祖附志（《南雅堂医案》）

【评议】本案气喘痰鸣，乃为痰壅于中而呈上盛之象；"脾肾两败"句，虽未写明具体的症状，但定有面色㿠白，神倦困乏，饮食不进，四肢厥逆，神昏气乱等阳虚欲脱的危急表现。喻嘉言有曰："凡遇阳火逆冲，真阳暴脱，气喘痰鸣之急证，舍此药（编者注：黑锡丹）再无他法可施。"故以黑锡丹治疗本案之真元亏惫，上盛下虚之证甚为合拍。

黑锡丹出《太平惠民和剂局方》，具有温壮元阳，镇纳浮阳，坠痰定喘之功。本丹常用于治疗心气衰竭、暴喘阳脱等病证。需要注意的是，黑锡

丹为救急之药，不宜久服多服，由于其方中黑锡含铅，服用过量恐有铅中毒的危险。同时，本方药物重坠，又多温燥，故孕妇及下焦阴亏者禁用。

表散太过伤阴气促案

用表太过，病经三候不解，气促似喘，大汗不止，舌卷而黑，脉洪数无根，症已垂危，虑有挽救莫及之势，急宜大剂壮水，冀得勉强以图功，倘药后汗止喘定，庶有转机之望。

大熟地八钱　淮山药二钱　枸杞子二钱　炙甘草一钱　陈萸肉一钱　白茯神一钱　人参二钱　麦门冬二钱　五味子一钱　水同煎服。（《南雅堂医案》）

【评议】是案表散太过，重伤其阴，阴亏于下，阳无所附，浮越于外，故喘促大汗，舌卷而黑，脉洪数无根，危重毕显，急滋其阴，使阳有所归，阴阳共济，方能转危为安。

同为喘促重症，此案与上案截然不同是，上案为真元亏虚，上盛下虚之证；本案为真阴不足，阴虚阳脱证。所以在治疗上，一个温下益元，坠痰定喘；一个滋阴壮水，益气归元。阴阳之辨，判若天壤，慎之慎之！

寒侵少阴误治致死案

曾见厚溪图九官者，壮盛健汉，因落井，身被水冰，寒浸少阴，腹中急痛，四肢逆冷，头重腰痛，舌苔干而口渴。医家不谙六经，不知分经辨证，阴阳虚实懵然不识，但据苔干口渴，以为火盛，而误用知、柏、芩、连等药，四剂而加剧，且更息高。其兄来寓求治。余曰：喘促无宁，脱证已具，不可救也。张子恢先瞿然曰：当初我亦气促，尚且无害，彼何为不治？余曰：子为中气不足，病在太阴，无干先天肾气、后天脾病，气促何妨？彼病少阴，误服芩、连，孤阳立铲，所谓本实先拨，尚可为哉？夜果死矣。（《齐氏医案》）

【评议】"我亦气促，尚且无害，彼何为不治？"喘促病症虽同，而所致之病因病机有别。一为病在太阴，是脾虚痰停所致之喘促；一为病在少阴，是肾阳孤脱之喘促，所以结果也就大相径庭。

肾虚喘促饭后服药案

包式斋患尿血二年未痊，后觅予调治而愈，盖肾亏人也。偶然伤风，某医发散太过，转致喘不能卧者屡日，急乃延予。予曰：咳出于肺，喘出于肾，肺肾为子母之脏，过散伤肺，母不能荫子，则子来就母，而咳变为喘，肾虚人往往如此。今已肾气上冲，脉来上部大下部小，而犹以为风邪未尽，更加发散，无怪乎喘不能卧也。与以都气全方，加紫衣胡桃肉三钱，纳气归肾，一药而愈。越二年又因伤风，某医仍肆意发散，致喘不能卧者三日，又请予治，曰：此与前症无异，彼昏不知，子何毫无记性耶！曰：因伊在舍诊病，偶贪顺便，不意至此。予曰：无他，仍服前方可也。其内因夫病着急，忽得笑症，终日哑哑不止，亦求予诊。其左关寸皆数甚，予曰：膻中为臣使之官，喜乐出焉，此肝火犯心包络也。与犀角地黄汤加羚羊角，次日复请予至，则笑病一药而痊。而式斋则夜仍喘不能卧，惟下半夜稍平耳。余曰：异哉！何药之灵于当年而不灵于此日哉？细诊脉象，上部大下部小，实属肾气不纳，毫无他疑，静思良久，因问昨何时服药，曰：晚饭后。予曰：是矣。今可于晚饭前服药，当必有效。次日问之，则喘定气下，一夜安眠矣。伊问何故，曰：药本纳气归肾，饭后服药，为饭阻不能直达于肾，故上半夜全然无效，下半夜药性渐到，故稍平也。今于饭前服药，腹中空空，药力直达肾经，然后以饭压之，肾气岂有不纳者哉！嘱其多服数帖，后加十倍为丸常服。并嘱偶有外感，不可任医发散，其症乃不复发。盖尝览《石室秘录》，陈氏假托乩方，直至岐伯、雷公、华佗、仲景，古之圣神无不毕集，可谓怪诞。至其方药议论亦甚平平，而大其制，一药必数两，一方必一二斤，万难取法。惟其主意先分治法，则群书罕见，可称独得之奇。如教包式斋饭前服药，即内饿治法下治法也。是故医书汗牛充栋，而除《内经》《难经》、仲景《伤寒》《金匮》二书，无可疵议，其余则各有所偏，亦各有所得。惟在学者之知所取，而勿尚其偏而已。然则不读书固不可，而读书亦岂不贵善读哉！ （《仿寓意草》）

【评议】众所周知，西医治病，对药物的服法有严格的要求，包括给药时间和次数、给药的剂量等，以保证药物在体内的有效浓度，提高治疗效果。而中医治疗疾病，根据天人相应、病情轻重缓急、病位上下高低、服药的时间长短等等，对药物的服用是采用灵活多样的服药方法。如本案所示，患者喘促之证乃肾不纳气所为，方药对症，但开始治疗效果并不理想，思其病在于下，根据中医服药原则，更改了服用时间，则收效显著。徐灵胎《医学源流论》说："方虽中病，而服之不得法，则非特无功，而反有害。"中药的服用方法也是值得我们临床工作者所重视的。

六味地黄补泻同治案

张伟堂二兄，吾乡南张榜眼公嫡派，先居城南塞上。太夫人患疟，服凉药太多，病剧。其戚严嘉植，素信予，荐诊。知其本体虚寒，始以温解，继以温补而愈。嗣迁居扬州十余载，不相往来。道光五年十二月十七日，忽接严嘉兄信，据云伟堂病已垂危，诸医朝至以为暮必死，暮至以为朝必死，既如此，何敢复以相累？但病者忽忆当日母病系兄挽救，思得一诊，虽死瞑目，务恳屈降，死生均感等语。因其言直，谅不欺，二十日渡江下，昼到张府，即上楼诊视，见其痰涌气急，坐伏茶几，一人两手扶其头，不能俯仰，十余日不得一卧矣。人事昏沉，不能言语，诊其脉滑数而大，虽已空象，而尺部尚觉有根。遍阅诸方，自八月服起，皆作外感治，尽用发散消导；月余后想觉人虚，易而为补，总以人参为主；后想因痰多气阻，又改用化痰；又或疑外感，加用疏解。现在诸医皆云不治，无药可用。唯一朱医与伟堂至好，一日数至，以二陈汤作丸与服，见症愈坏，束手流泪而已。予乃曰：此肾气上冲症也。诸气以下行为顺，今肺不清降，肾反上冲，气降则痰降，气升则痰升，故痰涌气急，不能俯仰。且其脉象甚数，似杂湿热阴虚，湿热不化，亦随肾气而上冲。若能纳气归肾，气降痰降，湿热亦降，可以安卧，可以调理，症虽重无妨也。于是用六味为君，以都气法，原本六味，而六味地黄，古称为治痰之圣药，又称为下焦湿热之圣药，有三善焉，皆合乎此症，故特用之。大熟地八钱，山萸肉四钱，怀山药四钱，粉丹皮三钱，福泽泻三钱，云茯苓三钱，外加北沙参四钱，杏仁泥三钱，以润肺降气；胡桃肉三钱，以助纳气；福橘皮一钱，取其顺气而不燥。开方后予往候九峰先生，因即止宿，次日复请，予至门严嘉翁迎出，服药如何？曰：差不多。若有不豫色。然予心窃疑之，至厅坐定，予问曰：药吃坏耶？何吾兄之怏怏也？曰：药并未服，正以远劳吾兄，又不服兄药，故不快耳。予闻未服药，心转定。因问何不服药？曰：朱先生坚称熟地不可服故耳。伊家闻予至，又请上楼诊脉，太夫人曰：昨方因有熟地不敢服，今恳另定良方。予曰：熟地乃此症要药，吾方君药，舍此更有何法？且闻所请先生不少，朝称夕死，夕称朝死，无药可治，今服熟地不合，亦不过死，况予尚许君家不死耶。此症服熟地则生，不服则死，服与不服，悉听君家，予无他方。下楼予即欲行，严嘉兄曰：今已将午，不及到镇，饭后兄仍住九峰先生处，明早动身可也。予唯唯。嘉兄又曰：此地有好浴堂，陪兄去一浴何如？予曰：甚好。正欲偕行，忽一人出告曰：老爷过矣，请严大太爷勿他往。嘉兄彷徨欲止，予笑曰：予诊脉未久，岂有死在顷刻而不知者耶？此不过痰厥，片时即苏，其尺脉根本尚在，保无虑也。转拉嘉翁出浴，浴罢而归，曰：醒久矣。时有伊戚邹翁亲闻予言，进告太夫人曰：伊言如此有准，其药尚不可服耶？半晌其侄出，问今日如服先生方，可肯在此住宿否？予曰：服吾方，吾敢在此，不服吾方，吾不敢在此也。又半晌其侄出，问曰：如服熟地不合，可有解药否？予笑曰：今日如此谨慎，何不慎之于当初耶？药中佐使已解在内，不必过虑，盖诳之也。然后其家始肯依方制药，而尚止服一半，服后气痰渐平，已觉能俯。乃又进一半，觉痰与气随药而降，并能仰矣。迁延太甚已二鼓，后复请予看脉，脉亦渐平。伟堂并能说话，谓予曰：药真如神，但尚不能平卧，君能令我一卧则快甚矣。予曰：惜君家不肯早服予药耳，昨肯服药，今日安眠矣。虽然，明日保君酣睡无虑也。次日依方再进，傍晚服药，旋即能卧，卧则熟寐，三更始寤。以后予用药无复敢赞一词，而予总本初方，略为加减，地黄则始终未减分毫。八剂后其症大痊，余乃辞归，次年复请调理，煎方、膏方悉本原方。盖伟堂素嗜虾油，每食不撤，其湿热甚重，因热生痰，因痰致咳，所用辛散，既诛伐无过，所用人参亦助热锢痰，因咳致喘，肾气上冲，犹以二陈丸治痰，岂不去题千里乎？惟六味地黄三补可葆肾气，三泻兼治湿热，于伟堂最宜。况痰之本在肾，肾安痰亦自减也。伟堂从此与予交好，不啻骨肉，太夫人及合家见予亦如至亲，予每至扬必住其家，虽九峰先生处不许复往。伟堂尝谓予曰：吾命由君活，不敢一日忘也。盖极情重人也。予自诊病以来，无不死中求活，而人情每过辄忘，如伟堂者，岂可多得哉！

予尝谓伟堂曰：君经大病久病，所伤实多，不能徒恃药饵，我有八字赠君，君能守之，可以永年。曰：不动肝气，不劳心神。伟堂唯唯。至八年精神有复元之象，不意忽高兴办运，且办至一万数千之多，以数万之家资办二十万之业，必期获利，奈值汉阳滞消，其盐二载始轮，卖至十年，冬轮卖价又大跌，予尝曰：伟堂不可发病，发则不救。十二月初一，偶有微感，稍见痰咳，忽于初三日接汉信盐价亏至七折，其船又有淹消，一急而喘，遂不能卧。初四日急请予，适予在浒关，儿辈知我至好，飞信寄予，予初六日得信，即辞主人而行，初八日回镇，则初七日之讣音至矣。闻其三日内频呼冠仙救我，至死犹呼余不置。呜呼！其病当不治，然如此良友不得令我一握手一尽心，而竟溘然长逝，岂不痛哉！予初十日渡江往唁，抚棺一哭，泪出痛肠，遂挥泪书一联，悬诸灵右，曰：一药有缘五载中未尝忘我，千呼不至九泉下何以对君。（《仿寓意草》）

【评议】本案患者当属哮喘之重症，稍有不慎，命在须臾。李冠仙氏（《仿寓意草》作者）辨其为肾气上冲，痰随气升所致，治疗仿都气法，处方以六味地黄汤加减。六味丸为三补三泻之剂，《医方论》有曰："此方非但治肝肾不足，实三阴并治之剂。有熟地之腻补肾水，即有泽泻之宣泄肾浊以济之；有萸肉之温涩肝经，即有丹皮之清泻肝火以佐之；有山药收摄脾经，即有茯苓之淡渗脾湿以和之。药止六味，而大开大合，三阴并治，洵补方之正鹄也。"李氏认为，六味地黄三补可葆肾气，三泻兼治湿热，于本患最为适合，加北沙参、杏仁泥润肺降气，胡桃肉补肾纳气，橘皮理气化痰，诸药共奏补肾纳气之功，虽危急重症，仍获桴鼓之效。案中对熟地治疗虚喘的分析，很有参考价值。

李氏不愧为斫轮老手，本案治疗中，明确辨证，面对家属的顾虑，仍坚守己见，并耐心讲解，亲自陪伴左右，这种以病人利益为上的高尚医德，为后人树立了良好的榜样。同时，本案也说明了中医药在危急重症的治疗中是大有可为的，我们要加强中医药新药的研发，尤其是做好中药剂型改革，使中医药在防治危急病症中发挥更大的作用。

下元失固气喘不卧案

邻人汪氏妇之父王叟，仲秋患痰嗽不食，气喘不卧，囊缩便秘，心摇摇不能把握，势极可危，伊女浼家慈招孟英救之。曰：根蒂欲脱耳，非病也。以八味地黄汤去丹、泽合生脉，加紫石英、青铅、龙、牡、胡桃肉、楝实、苁蓉投之，大解行而诸恙减，乃去苁蓉、麦冬，服旬日以瘳。（《回春录》）

【评议】气喘不卧，囊缩便秘，心摇摇不能把握，喘促之危重之证也，缘由肾虚失纳，气不降而上逆所为，病之关键是因下元失固，故以补肾固脱治之而愈。

高年阴亏气喘验案

初冬邵可亭患痰嗽，面浮微喘，医谓年逾花甲，总属下部虚寒，进以温补纳气之药，喘嗽日甚，口涎自流，茎囊渐肿，两腿肿硬至踵，不能稍立，开口则喘逆欲死，不敢发言，头仰则咳呛咽疼，不容略卧，痰色黄浓带血，小溲微黄而长。许芷卿荐孟英视之，脉形弦滑有力，曰：此高年孤阳炽于内，时令燥火薄其外，外病或可图治，真阴未必能复。且平昔便如羊矢，津液素干，再投温补，如火益热矣。乃以白虎汤合泻白散，加西洋参、贝母、花粉、黄芩，大剂投之，并用北梨捣汁，频饮润喉，以缓其上僭之火。数帖后势渐减，改投苇茎汤合清燥救肺汤，加海蛇、蛤壳、青黛、荸荠、竹沥为方，旬日外梨已用及百斤而喘始息。继加坎版、鳖甲、犀角，而以猪肉汤代水煎药，大滋其阴而潜其阳此却不必，以病者难服也，何不另用之。火始下行，小溲赤如苏木汁，而诸证悉平，下部之肿，随病递消，一月已来，共用梨二百余斤矣。适大雪祁寒，更衣时略感冷风，腹中微痛，自啜姜糖汤两碗，而喘嗽复作，口干咽痛，大渴舌破，仍不能眠。复用前方，以绿豆煎清汤代水煮药，始渐向安。孟英谓其乃郎步梅曰：《内经》云：阴精所奉其人寿。今尊翁阴液久亏，阳气独治，病虽去矣，阴精非药石所能继续，况年逾六秩，长不胜消，治病已竭人谋，引年且希天眷，予以脉察之，终属可虞，毋谓治法不周，赠言不早，致有他日之疑成败之论也。（《回春录》）

【评议】《素问·阴阳应象大论》曰："阴在内，阳之守也；阳在外，阴之使也。"患者高年阴亏于内，适感时令外邪，治用温补，复燥其阴，孤阳愈炽，所见喘逆欲死等危重之证，孟英治疗本案在清泻时令燥火同时，辅以大剂滋阴养液之品缓其浮潜之阳。症状缓解后，改以清肺益气，仍以大剂养阴之品辅之，嗣后，加入血肉有情之品滋补真阴以治其本而获效。

王氏在其《随息居饮食谱》中曰："梨，甘凉。润肺，清胃，凉心，涤热息风，化痰已嗽，养阴濡燥……名天生甘露饮。"本案的治疗，除药物外，王氏自始至终用梨汁捣饮同服，"以缓其上僭之火""旬日外梨已用及百斤而喘始息"，最终"共用梨二百余斤矣"。天生甘露饮在本案的治疗中发挥了重大的作用。不仅如此，王氏还创制了天生白虎汤——西瓜汁，天生复脉汤——甘蔗汁等著名的单验方应用于临床，获效良多，足资临证备考。

补药阻塞气机案

王致青镲尹令正，患痰喘，胡某进补肾纳气，及二陈、三子诸方，证濒于危。顾升庵参军，令延孟英诊之，脉沉而涩，体冷自汗，宛似虚脱之证，惟二便不通，脘闷苔腻。是痰热为补药所遏，一身之气机窒痹而不行也。与蒌、薤、旋、赭、杏、贝、栀、菀、兜铃、海蛇、竹沥等以开降，覆杯即减，再服而安。　（《王氏医案续编》）

【评议】该案孟英诊之脉沉而涩，体冷自汗，似属虚寒之证，但患者同时伴有二便不通，脘闷苔腻之象，实乃痰热郁于内，而外显虚象，前医认虚用补，误补滞气，使痰热被补药所遏，不仅痰无法祛除，喘不能定，而且一身之气机窒塞不行，证濒于危。孟英以肃肺开闭、祛痰止嗽为治，方用瓜蒌、薤白、旋覆花、赭石等理气开闭，以杏仁、贝母、紫菀、兜铃、海蛇、竹沥清化热痰，以栀子清三焦郁热。方证合拍，故获桴鼓之效。这里值得一提的是，孟英临证用药，贵在轻灵，曹炳章曾对其评价说："裁方用药，无论用补用泻，皆不离运枢机，通经络，能以轻药愈重证，为自古名家所未达者。"此案可窥见一斑。

痰饮壅遏喘促欲厥案

鲍继仲于季春望日，忽然发冷，而喘汗欲厥，速孟英视之。脉沉弦而软滑带数，是素患痰饮，必误服温补所致也。家人始述：去冬服胡某肾气汤，颇若相安，至今久不吐痰矣。孟英曰：病在肺，肺气展布，痰始能行，虽属久病，与少阴水泛迥殊，辨证不明，何可妄治？初服颇若相安者，方中附、桂刚猛，直往无前，痰亦不得不为之辟易；又得地黄等厚浊下趋之品，回护其跋扈跳梁之性。然暴戾之气久而必露，柔腻之质，反阻枢机，治节不伸，二便涩少，痰无出路，愈伏愈多，一朝卒发，遂壅塞于清阳升降之路，是以危险如斯，须知与少阴虚喘，判分霄壤，切勿畏虚妄补。投以薤、蒌、枳、杏、旋、赭、橘、半、菀、茹、芦根、蛤粉、雪羹之剂而平。继与肃清肺气而涤留痰，匝月始愈。（《王氏医案续编》）

【评议】临床辨证，最宜辨别虚实两端。是例素有痰饮，症见"喘汗欲厥"，貌似虚脱，孟英据其脉象，认为病邪在肺，壅遏肺气使然。遂以瓜蒌薤白半夏汤宣畅胸中阳气，以旋覆代赭石汤合杏仁、紫菀、竹茹等宣肺化痰而定喘，服之喘平厥回，继以肃肺涤痰调理而愈。案云："病在肺，肺气展布，痰始能行。"洵为阅历有得之语，对治疗痰饮咳喘，很有指导意义。

笔者认为，本案患者在日后的调理中，仍当兼以补脾益肾之品，以杜痰饮之源，防其复发，乃至康复。

痰阻枢机升降失常案

古方书云：喘无善证，喘而且汗，尤属可危。潘肯堂室，仲冬陡患气喘，医治日剧。何新之诊其脉无常候，嘱请孟英质焉。孟英曰：两气口之脉，皆肺经所主，今肺为痰壅，气不流行，虚促虽形，未必即为虚谛。况年甫三旬，平时善饭，病起于暴，苔腻痰浓，纵有足冷面红，不饥不寐自汗等证，无非痰阻枢机，有升无降耳。遂与石膏、黄芩、知母、花粉、旋覆、赭石、蒌仁、通草、海䖳、竹沥、菔汁、梨汁等药。一剂知，三剂平。乃去二石，加元参、杏仁，服旬日而安。俟其痰嗽全蠲，始用沙参、地黄、麦冬等，以滋阴善后。（《王氏医案续编》）

【评议】是案王氏不因"足冷面红，不饥不寐自汗等证"所困，根据患者平素质厚，且病起于暴，结合舌苔脉象等综合分析，认为患者喘促之症为"痰阻枢机，有升无降耳"，故用养阴清热，化痰镇逆之法治之而愈。本案说明，临床辨证，既要注意患者的临证表现，也要结合患者自身的素体情况，发病时的季节与气候变化，起病的时间长短，包括舌苔脉象等，全面综合分析，才能不被某些假象所迷惑，体现出中医治病辨证论治的精髓。

滋阴补肾治高年喘嗽案

顾仙槎年越古稀，仲冬偶患痰嗽，服表散药数帖，气喘如奔，欲卧而不能着枕，欲食而不能吸纳，痰欲出而气不能吐，便欲行而气不能送，日夜危坐，躁汗时形，其婿家请孟英视之。按脉虚洪豁大而舌色干绛，溲赤点滴。证属阴亏，忌投刚燥。与西洋参、熟地、苁蓉、枸杞、蒌仁、麦冬、牛膝、茯苓、白芍、冬虫夏草、青铅为大剂，以猪肉煮清汤煎服。果韧痰渐活，坚矢下行，眠食亦安，递以告愈。（《王氏医案三编》）

【评议】本案患者为古稀之年，素有阴液亏虚，因患痰喘，复用表散，发为液涸而肾不纳气之喘逆症，所见"气喘如奔，欲卧而不能着枕，欲食而不能吸纳，痰欲出而气不能吐，便欲行而气不能送，日夜危坐，躁汗时形"，其病危矣。舌苔脉象所现，阴亏液涸已甚，故以滋补肾阴为其大法治之。以猪肉煮汤煎药，也取猪肉之补阴之力也。王孟英有曰："猪为水畜，其肉最腴，大补肾阴而生津液。予尝用治肾水枯涸之消渴，阴虚阳越之喘嗽，并著奇效。"不失为经验之谈，可供临床参考。

回阳固脱坠痰定喘案

陈东正　辛苦劳力之人，年近五十，一向时寒时热，咳嗽气急，而苏子、桑皮、枳、桔之药，恣投屡矣。迨至两足浮肿，气急上冲，胶痰满口，卧不着席，医者见其小水涓沥，不知其肾阳不化之故，尤泥其大肠壅滞，未识其肺气不输之因，复误进滚痰丸，气愈急，痰愈鸣。及延余视，肩耸目直，脉辟辟然如弹石，势难逆挽。余悯其贫，求生无法，辞去不忍，姑疏肾气汤，以附子为君，互进黑锡丸五钱。私与其戚徐刘二友及乃郎曰：病本不治，只因尊翁垂危之际，尚有必求余剂死无憾之语，吾益不忍坐视其困。细按仅得一线生机，以小便不长，大解滞涩，盖上欲脱而下未遽脱也。所订汤丸，乃郎竟复与前医相商。其医曰：前后俱秘，岂有可投补药之理。复给丸药一包，约重两许，嘱其急服。乃郎方进药时，适徐刘二友见而掷之，怒曰：竟闻谢氏生平谨慎，特因病势已极，故不肯担此重任，然视病反复，论症精详，足征持重有识，遂将余订汤丸亟进。次早复视，症未增减，脉亦如故，病之安危，犹未敢许。复将肾气汤加五味大剂以进，每剂吞黑锡丸五钱，令其昼夜三剂。是晚虽未能安枕，然辗转反侧，尚可着席，知其气已返矣。越日复诊，指下辟辟弹石之脉，方得柔软于冲和。再进三日，二便如常，卧可安枕。其后或投真武汤，或进景岳右归丸，亟培土金水三脏之本，经月之久，方得散步于外。而起一生于九死者，皆徐刘二友之功也，乃归功于余。因为记之。

《金匮》肾气汤

熟地　山药　山萸　茯苓　丹皮　泽泻　附子　肉桂　车前　牛膝

黑锡丸

右归丸

熟地　枸杞　山萸　山药　菟丝　鹿胶　杜仲　当归　附子　肉桂

真武汤　（《得心集医案》）

【评议】临证治疗，贵在脉症合参以探求疾病之本，方能对症投剂。本案谢映庐氏（《得心集医案》作者）辨证确切，明确本病因虚而为。肾阳亏虚，开阖失职故小便涓沥；肺气亏虚，肃降失常则咳嗽喘急，大腑壅滞。前医不辨，以化痰、逐痰之剂屡进，症不减而反剧，出现"气急上冲""肩耸目直"的危重症。谢氏辨之，乃属"上欲脱而下未遽脱也"，以《金匮》肾气汤温补肾阳，化气行水，并与黑锡丸同服，既增强回阳固脱之效，又有坠痰定喘之功。待阳气复还，再以调理肺脾肾三脏而收功。用药如用兵也，本例如依前医继以攻下逐痰之剂治之，则势必难挽也。

气喘下虚误作伤风治案

青浦徐星甫太守之母，年过七旬，乙酉十二月患似伤风证，咳嗽自汗，神倦懒语，动则气喘如吼，痰亦随壅。陆紫兰作伤风治，益剧。余诊脉细弱不应指，而尺部空弦，勉用吉参、龙牡、杞、归、铅、膝等镇补纳气，一候而康。语云：愈病非难，识病为难；识病非难，决病为难。斯言信矣。此症王氏所谓"似伤风"而实非伤风也，设投表剂，危亡可计日而待也。大凡老年下虚之人，多有此症，若患咳嗽，每每震伤元海，上冲莫制，痰随气涌，喘促如吼，苟不急摄真元，不时即脱，我见实多。（《慎五堂治验录》）

【评议】喘促以虚实分，虚者以下元不足，或肝肾阴亏为主，所见喘促常因肾不受纳，虚阳浮越而为；实者以外邪闭肺，痰涎壅盛为主，所见喘促是因肺气失宣，气机闭塞所致。二者在治疗上大相径庭，稍有差池，生死立判。本例患者之气喘痰壅实乃下元不足所致，前医作外风治，故病益剧，后改用补肾纳气之法而瘥。案中所云："大凡老年下虚之人，多有此症"，老年下虚有阴虚阳虚之不同，临证还当细辨。

木火刑金致喘案

沈，左，十二月。灼热少汗，两胁刺痛，喘咳鼻煽，痰声如锯，舌绛，苔糙，脉形弦数。风火交炽，急宜清泄，庶免逆走宫城之险。

羚羊角　牛蒡子　杏仁　翘心　川贝母　丝瓜络　桑叶　茅根　马兜铃　旋覆花　薄荷　芦根 （《慎五堂治验录》）

谭，左，十一月。灼热少汗，气喘咳嗽，痰声如吼，两胁赤痛，鼻煽鼻衄，面红目赤，夜则神昏谵语，脉弦数大，舌红苔黄。风温内扰，引动木火，火旺囚金，金失清肃，拟清热熄风为治，邪从卫泄方妥。

羚羊角　连翘　茅根　牛蒡子　枇杷叶　杏仁　薄荷　紫荆皮　石菖蒲　川贝　桑叶　旋覆花　竹二青

又，去菖。（《慎五堂治验录》）

【评议】以上二例均为木火刑金致喘案。金克木，肺金的清肃下降，可抑制肝阳的上亢。今因木火太旺而反侮肺金，致使肺金受损而喘逆大作，并有热盛生风，逆传心包之变。值此危急关头，当以泄肝火，清肺金为治，如果辨证不明，见喘治肺，肝火不清，不仅喘不能愈，且有肝火息风之危证矣。又，此二例颇似现代医学急性肺炎，处方用药可资借鉴。

虚虚实实辨治案

葛味荃署忠州刺史时，于夏日半夜，忽患汗喘吐泻之症，余时任汛事，署在城外，俟天明，延余诊视。其脉浮无力，大汗大喘，吐泻兼作，腰疼欲折，其势甚危。署中有知医者，已拟用藿香正气散，窃幸煎而未服。余谓：此症系由肾水上泛，真阳外浮，若服散剂，必至暴脱。况夏日阳浮于外，阴伏于内，乃真阳外浮之症，并非感冒，藿香正气散断不可服。即用真武汤招阳镇水，汗喘自止。一剂喘汗俱平，二剂吐泻皆止。随用温肾固脾之药调理而愈。（《温氏医案》）

联军门星阶镇重庆时，余隶麾下，有疾皆令余治，优礼有加，赏识逾分，委权巴泛，四历星霜，感恩知己，兼而有之，嗣奉督宪，饬回忠州本任。乙亥冬忽患痰喘之症，医家误认肾虚作喘，概用滋阴补肾之剂，其喘愈甚，渝城不少名医，遍延无效，气息奄奄，众皆束手，不得已飞函赶余回重医治。来使舟行，下流如飞，一昼一夜，即到佃忠，距重陆路八站之遥，兼程而进，恰只四朝，到时晋谒，见其人事恍忽，痰声如锯，气喘吁吁，诊其六脉沉迟，四肢冰冷。此乃水泛为痰，阴霾用事，何堪滋阴之腻，如再稍迟，必气高不返矣。余即用真武汤回阳镇水，连服二剂，随得厥回气平。继用苓桂术甘及六君子汤调理而愈。（《温氏医案》）

【评议】以上二案，前医辨证用药有误，险些酿成大祸，好在温氏及时纠正，针对病因，用真武汤温阳镇水治之而瘳。《内经》有曰："知其要者，一言而终；不知其要，流散无穷。"临床辨证不明，未免有虚虚实实之祸矣。

戴阳暴喘误治致死案

定海陈姓妇，年四十许，患气喘倚息不得卧，延余诊之，面色光亮，两颧发赤，舌上无苔，其脉浮部空大，沉部细如蛛丝，寻之若失。余出谓其女曰：此症甚危，决不能治。因再三求方，遂勉写医案曰：阴虚于下，格阳于上，面色戴阳，脉象无根，真元将绝，若大汗一出，顷刻阴阳脱离矣。姑拟二加龙骨汤，婉辞而去。他医辄谓不妨，进旋覆代赭汤，下咽即毙。（《一得集》）

【评议】戴阳暴喘误作胃虚痰浊气逆，不以滋填肾阳，引火归原治，反用温胃化痰，降逆止噎法，使真元涸绝，阴阳离决而亡。医生乃患者健康之所系，性命之相托，稍有疏忽，就会酿成大错，故应慎之慎之！

产后温病误作血虚治案

陆家有女子，年二十余，嫁于夏家湾之夏氏。夫死，产一遗腹子，八日而病，为医所误，势颇危剧。陆姓求治于余，余怜其孤而贫，且恐母死而子必不保，因往诊焉。房中秽气熏人，不堪立足。见其喘急气促，呼长吸短，言不能成声，食不能入口，日夜危坐，苦楚万状，汗大如雨，一诊脉时，二毛巾皆湿如由水内拽起。舌本青紫，苔全剥落，绝粒已经三日。

脉两手浮大滑急，重按坚数。前所服药，均四物等类。余曰：此本温病，医者不知辛凉解散，而反用阴滞之药，壅塞隧道，致有此内闭外脱之候。若不开其闭，必不能固其脱也。以磨槟榔汁二钱，磨枳壳汁二钱，绞萝卜、生姜汁各半酒杯，另用桑白皮、苦桔梗、苦杏仁、金苏子、赤芍、元胡索、生甘草、飞滑石煎出，对汁和服。一帖喘汗皆减，二帖喘汗皆止，大小便通畅，易方调理，共服八帖而痊，母子安好。现子已五岁，肥壮可爱矣。（《崇实堂医案》）

【评议】妇人产后，多因失血而致阴虚诸症，所以养血活血之四物汤为治产后诸病的常用方。本案初起，外感温病，前医见其产后病，不加辨证，即认作阴血亏虚所致，用四物汤治疗，致隧道闭塞，气机不通，而现喘急气促，食不能入口，日夜危坐，大汗如雨等内闭外脱之危重症。幸姚龙光氏（《崇实堂医案》作者）辨证明确，用槟榔汁、枳壳汁、萝卜汁、生姜汁化痰下气以通其闭；另用桑白皮、苦桔梗、苦杏仁、金苏子增加其宣化痰浊之力，以赤芍、玄胡索行气活血，生甘草、飞滑石清热解毒。诸药合而用之，邪热得清，郁闭得开，气机通畅，故"一帖喘汗皆减，二帖喘汗皆止"，桴鼓之效尽见。

汗喘重症不药而愈案

汪逊泉者，余之亲家也。年方壮，因暑受寒，身热无汗者旬日，请周易堂先生治之，用升、葛、石膏凉解宣汗法，服药一时许，适陶子麟之兄子坚至，诊其脉浮，而心烦汗多，乃治以安神敛汗止烦法，用生枣仁至八钱之多，服之，汗频止，烦稍退。至黄昏，复烦甚热甚，其家再用周易堂之方药二煎与服。服后战栗大汗，席上如积水，而加气喘，形如脱，举家惶恐。及夜半，汪亲长盲人德叔，摸索而来，请我父亲诊，余随侍往。至则合家慌乱，堂上列双炬如迎神状，众皆仆仆起拜，病房中屋小人多，灯火六七，病人仰卧，汗出如浴，喘息不能言语，床内一人掌灯，床沿一人持烛，帐钩上双列灯笼亦荧荧然，病者喘促不堪。我父诊其脉，复使余诊，余曰：无妨也，此汗须待天明乃可止。我父不信。再诊三诊，余亦从之。我父问余如何治法？余曰：此时不能进药，补敛则留邪难去，清泄则阳亡就脱，若进以轻淡之方，又徒乱正气，可不药也。其家必欲立方，余曰：无须，有一法，望从之。众曰：诺。乃使其房中灭火六，留一灯，移之远，侍病者皆退，留其二，静听，如呼吸调匀，则无事矣。或询其故？余曰：今伏天暑甚，人众火明，气候尤热，热逼汗，汗多亡阳，理势然也。再三嘱之而去。途中，我父谓余曰：此脱汗也，鼻煤起矣，何以生？余曰：此非煤，是开关散之黑，手抹可去。脉已柔和，理不应死。明时德叔送谢仪来，且曰今已平复矣。 （《医案摘奇》）

【评议】此案盛暑感寒，前进辛凉清解法宣汗解表甚宜，无奈病家改药，以安神敛汗止烦法治疗，药不对症，烦热复甚，再予辛凉清解法，而喘促大汗作矣。面对如此重症，傅松元氏（《医案摘奇》作者）通过患者的临床症状与脉诊合参，认为"此时不能进药，补敛则留邪难去，清泄则阳亡就脱，若进以轻淡之方，又徒乱正气，可不药也"。足见其临床经验之丰富。但对于病人家里这种"合家慌乱，堂上列双炬如迎神状，众皆仆仆起拜，病房中屋小人多，灯火六七"的混乱局面则给予了制止，"伏天暑甚，人众火明，气候尤热，热逼汗，汗多亡阳，理势然也。"虽然未用一药，但这种改善环境，调节心理的方法，对病人的康复起到了很大的作用，值得我们效仿。

喘后食疗调治案

孟河都司刘文轩之太夫人，发热，汗出不解，咳嗽气喘，苔黄带灰，胸腹胀痛，势濒于危，急延余诊。脉来沉滑。此痰滞交阻，肺胃失肃降之权，非攻下不可。遂用礞石滚痰丸五钱，淡姜汤送下。服后大便即行，热退痛止，喘咳皆平。太夫人性不喜药，以饮食调养而安。（《孟河费绳甫先生医案》）

【评议】发热气喘，胸腹胀痛，苔黄带灰，一派痰热阻肺，气机不通之象，以礞石滚痰丸降火逐痰，肺热清，痰浊消，气机升降有序，则喘咳平，最后通过食疗的方法而获痊愈。《素问·五常政大论》曰："大毒治病，十去其六；常毒治病，十去其七；小毒治病，十去其八；无毒治病，十去其九。谷肉果菜，食养尽之，无使过之，伤其正也。"食疗又称食治，是在中医理论指导下利用食物的特性来调节机体功能，使其获得健康或愈疾防病的一种方法。本案通过食疗法进行病后调养，对临床疗疾具有积极的指导作用。

阳亢痰蕴气机阻塞案

浙江朱竹石之夫人，病咳嗽气喘，难以平卧，心烦懊恼，脘闷口腻，饮食少进，面浮腿肿，夜不成寐，势极危险，延余往诊。脉来洪大弦数。气液皆虚，肝阳上亢，挟素蕴之痰湿，阻塞肺胃，肃降无权。法当培养气液，清肝化痰。方用吉林人参须一钱，西洋参钱半，杜仲三钱，茯神二钱，枳壳一钱，川贝母三钱，瓜蒌皮三钱，杏仁三钱，女贞子三钱，白芍钱半，牡蛎四钱，龙齿二钱，冬瓜子四钱，竹茹一钱。进二剂，肝阳上亢之势渐平，心烦懊恼已止，夜能安寐。照前方加石斛三钱，梨五片，荸荠五枚。大便畅行，痰从下泄。肺胃肃降，喘咳皆平，夜能平卧，饮食渐进，面浮腿肿俱消。照前方加毛燕三钱，调理半月而康。（《孟河费绳甫先生医案》）

【评议】本案阳亢于上，痰阻于中，以养阴清热、化痰降浊为治而获效。喘促，有虚实之分。此案据脉证所示：胸闷气喘，心烦懊恼，脉来洪大弦数，当属实证、热证，且患者体质尚强，所以证虽极危险，尚能承受龙、牡、枳壳、瓜蒌等化痰降逆，开胸宽气之品。如属喘促虚证，则不能受矣！

久病阴阳离决案

盛杏荪第七女之乳妈，咳嗽月余，气喘汗多，不省人事。诸医束手无策，就治于余。脉来细如蛛丝。此下元封藏不固，真阳从此上越，竟成脱象。急用人参一钱，九制熟地四钱，紫河车四钱，杜仲三钱，五味子五分，麦冬三钱。煎成灌之，即神识清楚，汗止喘平。真阳下潜，无飞越之虞，而阴液内损，肺失清肃，呛咳仍作。照前方去五味、河车、麦冬、人参，加北沙参四钱，川石斛三钱，川贝母二钱，毛燕三钱绢包，煎汤代水。连服十剂，咳止而愈。　（《孟河费绳甫先生医案》）

宁波张姓，忘其名，咳嗽半年，忽气喘神迷欲脱，就治于余。诊其脉细弱，此肝肾皆虚，气不归原而浮于上，脱象已著。幸头面无汗，尚可挽回。方用人参一钱，九制熟地四钱，川杜仲三钱，牡蛎四钱，蛤蚧尾一对，白芍药钱半，橘红五分。一剂喘平神清。照方加西洋参一钱，川贝母二钱。连服三十剂而愈。　（《孟河费绳甫先生医案》）

【评议】《素问·生气通天论》曰："阴平阳秘，精神乃治，阴阳离决，精气乃绝。"上二案均为咳嗽久治不愈，肝肾阴亏，阳无所附，浮越于上，而现阴阳离决之危象。治疗急以滋养肝肾之阴为主，使浮阳下潜，神清喘平，继以养阴清肺调理收功。

清热凉血解毒治愈烂喉痧喘促案

光绪二十八年，南乡陈家栅金家村疫作，日毙数人，河北仅一水之隔，无有也。旬日间，疫延刘镇，其症始发热，如喉风之状，喉痛而红肿，身热如烙，喉即腐烂，烂即满口如疳，喘促气臭，身发丹痧，有延至三四日而死，有一二日即死者。余先治一外科潘守愚，得不死，继治者，即守愚之大姨沈桂山之妇，自守愚家侍疾染毒回家，已身热而咽痛，第二日邀余治。喉肿红痛，白腐如疳，身热不食，言语含糊，脉弦数，因谓之曰：此染潘家疫毒之症。为之用凉解化毒法，牛蒡、石膏、龙胆草、板蓝根、乌梅、芩、连、柏、栀、翘等，加射干、山豆根，一剂，煎送六神丸，喉吹珠黄散，此散即守愚家带来之药也。明日午后复诊，身热亢燥，满口臭腐，如走马疳状，脉洪数，开口仰息，有刻不可延之急。余因其既贫且啬，惜钱如命，乃危辞晓之曰：如守愚不死，全家同庆，如陈家栅金家村死一人，而延及百数十人，真可畏也。今汝病危在顷刻，无惜小费可乎？其家忸怩而应曰：只得从命。方用前法去牛蒡、石膏、板蓝、乌梅，加犀角、大黄、生地、寒水石，一剂，去六神丸，另研明濂珠、西瓜霜各三分，西牛黄、橄榄核炭各一分，冰片三厘，薄荷三叶，合为散，嘱以今晚须时时不断吹喉。明晨邀余复诊，八点钟至，诊其脉微数，身热已退而未解，口舌龈咽喉腭，红腐尽除，可见珠黄之真赝，其效不效有如此也。后以轻浅之方，化其余邪，又三剂而霍然愈矣。此举其重而急者录之。其年自余一手而治愈数十人，未尝一失，如他人先治，而后属我医者，余若未许其生，亦无一生者。（《医案摘奇》）

【评议】此案所载烂喉痧，因其疫毒甚重，致疫情蔓延，症势危急，死者众多。本例症情发展至喘促，心肺衰竭堪虞。首诊以凉解化毒汤剂内服，兼吞六神丸，喉吹珠黄散，可谓良法备至。然则药后病情无减，危在顷刻，于是次诊重用清热凉血解毒之品，另研明濂珠、西牛黄等为散频频吹喉，遂获捷效。前后二诊，处方大致相仿，但效果有霄壤之别。医者究其效与不效之因，在于珠黄之真假有异。联系当今临床，处方用药尽管的当，但效果不显，医生常埋怨药材质量不好，这是不无道理的，应引起足够的重视。另，六神丸方中有蟾酥、麝香等药，能兴奋呼吸和循环中枢。

产后冬温怯用寒凉而病误案

癸巳腊月，余由津入都。刘君伟臣之令媛，产后患冬温症。医泥产后用药不敢过凉。绵延两月，热蕴不化，形乏气喘，夜不能寐，病情颇剧。脉来七八至，右尺按之尤有力，舌右偏近根处，有老黄腻苔一片。余与清化重剂，喘平寐安，症情大减。正月初，天气骤温，作服过暖，内热复炽，病势顿危。余诊其脉，数疾如前，喘促烦躁，较前更甚，仍前药，加犀角屑二钱，服后，症稍平。减犀角，又服十数剂，脉象始和，舌苔乃退。（《诊余举隅录》）

【评议】妇人产后诸病治法，经常拘于"慎用苦寒""温补正气"之类。然此案中，妇人产后患于冬温，热蕴不化，恐产后体虚，加上时令寒冬，用药不敢寒凉，迁延数日，邪热蕴结于内，气机不畅则形乏气喘，此时予以"清化重剂"，里热得清，喘平寐安，后又因"作服过暖，内热复炽，病势顿危"，喘促烦躁，较前更甚，热入营分，遂前药加犀角，清热凉营，热退而症减。徐灵胎批注叶天士医案中云："产后血脱，孤阳独旺，虽石膏、犀角，对证亦不禁用。而世之庸医，误信产后宜温之说，不论病证，皆以辛热之药，戕其阴而益其火，无不立毙。我见甚多，惟叶案中绝无此毙。"故疗产后诸病，不可拘执"产后宜温"之说，如若对证，凉药亦可放胆使用。

149

出 血 案

出血是临床常见的急症之一，多起病急速，出血量大，若不及时救治，常可导致厥脱等危急之候。中医学将出血归属于"血证"范畴，包括鼻衄、齿衄、咳血、吐血、便血、尿血、肌衄、崩漏等。本症多由感受外邪、饮食不节、情志过极、劳倦过度等引起，久病或热病之后亦常出现。古代医家治疗出血，在病因病机、治法方药等方面积有丰富的经验，这充分体现在名家医案中，兹举例予以评议。

虚劳咳血不救案

一人年二十余，形瘦色脆，病咳血。医用滋阴降火及清肺之药，延及二年不减。又一医用茯苓补心汤及参苏饮，皆去人参，服之病增。邀予诊之。脉细而数有五至余。曰：不可为也。或曰：《脉诀》云四至五至，平和之则，何谓不可为？予曰：《经》云"五藏已衰，六府已极，九候须调犹死"是也。且视形症，皆属死候。《经》曰：肉脱热甚者死，嗽而加汗者死，嗽而下泄上喘者死。嗽而左不得眠肝胀，右不得眠肺胀，俱为死症。今皆犯之，虽饮食不为肌肤，去死近矣。越五日，果卒。凡患虚劳，犯前数症，又或嗽而喉痛声哑不能药，或嗽而肛门发瘘，皆在不救，医者不可不知。（《石山医案》）

【评议】本案中汪石山根据前医诊治过程，察色按脉，四诊合参，"且视形症，皆属死候"，认为"不可为也"。汪氏熟读经典，条文了然于胸，加上自己的长期实践，悉心观察患者病情变化，预判转归预后准确，不愧为临证"决生死"的大家。

脾虚咳嗽吐血案

一人形瘦色悴，年三十余。因劳咳嗽吐血，或自汗痞满。每至早晨嗽甚，吐痰如腐渣乳汁者一二碗，仍复吐尽所食稍定。医用参苏饮及枳缩二陈汤，弥年弗效，众皆危之。邀予诊治。脉皆濡弱近驶。曰：此脾虚也，宜用参、芪。或曰：久嗽肺有伏火。《杂著》云：咳血呕血，肺有火邪，二者禁用参、芪。今病犯之，而用禁药，何耶？予曰：此指肺嗽言也。五藏皆有嗽，今此在脾。丹溪曰：脾具坤静之德，而有乾健之运。脾虚不运，则气壅逆，肺为之动而嗽也。故脾所裹之血，胃所藏之食，亦随气逆而呕吐焉。兹用甘温以补之，则脾复其乾健之运。殆必壅者通，逆者顺，肺宁而嗽止，胃安而呕除，血和而循经，又何病之不去哉？遂以参、芪为君，白术、茯苓、麦门冬为臣，陈皮、神曲、归身为佐，甘草、黄芩、干姜为使。煎服旬余遂安。（《石山医案》）

【评议】本案患者劳嗽吐血吐痰，且有自汗痞满，当辨为脾虚咳嗽。若认为是肺火咳嗽，则大误也。脾为生痰之源，肺为贮痰之器。脾虚不运，脘痞胀满，气机壅逆，则咳嗽呕吐等。《素问·至真要大论》云："塞因塞用，通因通用，必伏其所主，而先其所因。"汪氏辨脉识证，治疗以补开塞，培土生金，肺宁嗽止，胃安血止。

解表清腑治表壅腑热咳血案

少司马北川陆公，原有痰火，因感冒后，复触大怒，日中不觉所苦，夜卧发热，咳嗽见红。予适往吴江，是夜接一医商议，且先服童便数钟，服后血止，嗽亦不甚，清晨复吐血，比夜更多，而嗽亦甚。延数医诊治，以陆公年已周甲，而房事颇浓，争投滋阴降火，犀角地黄汤及六味地黄汤，加知母、黄柏之类。至五日，予始至，病势甚剧，喘急倚息，彻夜不卧，时天气和暖，而极其畏寒，诊其脉，两寸关浮洪而滑，两尺稍沉而数。予未悉其受病之因，谓其长君陆乐川曰：尊公似有感冒，不曾解散，今将有入里之意。因询致病之源，及数日治法。予曰：初之见血，因其怒也，外感仍宜解散，乃以童便遏之，又重以阴凉之药滋之，表气壅郁，外不解则内益不舒，日积之痰，新得之怒，二火皆无所泄，宜其愈逆而冲上也。然脉实症实，终属有余之邪，何必如此遑急？今尚畏寒，表症犹在，而喘急冲逆，阳明府中之热尤甚，宜合攻之，解散在经之邪，肃清胃府之热，而诸症自释。因用干葛、石膏为君，桑皮、前胡、杏仁、苏子为臣，薄荷、黄芩为佐，甘草、木通为使，一剂而减十之三，二剂而减十之七。明日诊之，寸关已平，尺尚洪数，乃以前剂加元明粉三钱，一剂出稠秽甚多，诸症全失矣。

卢绍庵曰：按《内经》曰：诸逆冲上，皆属于火。又曰：怒则气逆，甚则呕血。陆公禀赋极厚，年逾花甲，犹能不远房帏，诸医咸以平日之举动，迩日之怒气，竟用滋阴清火，而遗其新时感冒，皆缘脉之不明故也。先生脉理精明，内外虚实，不啻明镜，真叔和之再世欤！（《陆氏三世医验》）

【评议】本案患者属表邪未解，复又郁怒引动痰火，而生咳血之症。前数医以为火伤血络，急以清热解毒、滋阴降火之类，病势反剧，而成"喘急倚息，彻夜不卧，时天气和暖，而极其畏寒"之症。陆氏诊得脉"两寸关浮洪而滑"，并依据有一分畏寒就有一分表证，认为表气壅滞，阳明腑热尤甚，使得痰火逆冲咳血。故治法当外解表邪，内清腑热。陆氏精通脉理，明辨表里虚实，临证处变不惊，值得后辈参学。

半产后咳血偏听误治致殁案

亡友孙子度侄女，适张氏，病半产，咳嗽吐血，脉数而涩，色白，胃满，脾泄。医用理气降火止血药，益甚。予投理中汤加木香、当归，倍用参、术而血止。继用归脾汤及加减八味饮子，诸症渐愈。时鼓峰从湖上来，邀视之。鼓峰曰：大虚症得平至此，非参、术之力不能。今尚有微嗽，夜热时作，急宜温补以防将来，因定朝进加减八味丸，晡进加减归脾汤。未几遇粗工语之，诧曰：血病从火发，岂可用热药？遂更进清肺凉血之剂，病者觉胃脘愈烦懑，饮食不进，而迫于外论，强服之。逾月病大发，血至如涌，或紫，或黑，或鲜红，病者怨恨，复来招予往视之。曰：败矣。脏腑为寒凉所逼，荣卫既伤水火俱竭，脉有出而无入，病有进而无退，事不可为也。未几果殁。《仁斋直指》云：荣气虚散，血乃错行，所谓阳虚阴必走也。曹氏《必用方》云：若服生地黄、藕汁、竹茹等药，去生便远，故古人误解滋阴二字，便能杀人，况粗工并不识此，随手撮药，漫以清火为辞，不知此何火也，而可清乎？所用药味，视之若甚平稳，讵知其入人肠胃，利如斧锯，如此可畏哉！夫血脱益气，犹是粗浅之理，此尚不知，而欲明夫气从何生，血从何化，不亦难乎？操刀必割，百无一生，有仁人之心者，愿于此姑少留意也欤！

病家之要，全在择医，然而择医非难也，而难于任医，任医非难也，而难于临事不惑，确有主持，而不致朱紫混淆者之为更难也。倘不知此，而偏听浮议，广集群医，则骐骥不多得，何非冀北驽群，帷幄有神筹，几见圮桥杰竖，危急之际，奚堪庸妄之误投，疑似之秋，岂可纷纭之错乱，一着之谬，此生付之矣。以故议多者无成，医多者必败，从来如是也。如此症若信任专而庸技不得以间之，亦何至举将收之功而弃之哉！每一经目，殊深扼腕。　（《东庄医案》）

【评议】本案患者半产后咳血，面白脾泄。前医误投理气降火止血，病愈甚。吕留良氏（该案作者）采用温阳益气之法而使血止，本应以朝服八味丸，晡进归脾汤以善后。但患者却听信粗工之言，又进清肺凉血之剂，终至病不治而殁，甚为扼腕，即"一着之谬，此生付之"。所谓"议多者无成，医多者必败"，本案是例证也。

气虚不摄吐血案

癸亥年七月，项左宜兄令眷大吐血数盆，总不止。略咳一声，血随吐出。脉浮虚，兼出汗。余曰：此气虚不摄血也。用人参一钱五分，黄芪二钱，佐以当归、生地、白芍、丹皮、阿胶、薏苡、麦冬、牛膝，加藕汁、童便，一服立止。再去麦冬、藕汁、童便，加白术、山药，调理十余剂而愈。　（《医验录》）

【评议】本案吐血数盆不止，已见脉虚汗出，病情重危可知。医者断为"气虚不摄血"之证。治用补气摄血之法，其处方用药切中肯綮，故获速效。

参芪愈吐血眩晕汗出案

甲子年四月，坦公弟之尊眷，大吐血眩晕，出汗。其尊堂尚在病中，闻之不胜惊虑曰：我家人再吐不得血，一吐血必死，历数从前某某，一一皆然。余告之曰：无虑。从前吐血即成痨病，病必至死者，皆专任某医治之，故未有得活者。今待我为治之，决不死。为诊之，脉浮弦，按之豁如。余曰：此气虚不能摄血也。今人治血症，必云是火，动用犀角地黄汤，或黄连、黄芩，否则必系花粉、元参。若名医则必加桑皮、白前、苏子以清火降气。设投之此症，元气愈亏，血愈不止。至血枯气竭，则发热咳嗽，痨症成而死不远矣。宅中前此之人所以多枉死也。昔贤谓血脱者必益气，阳生阴长之理也。用人参三钱，黄芪三钱，白芍、丹皮各八分，生地一钱，阿胶、山药各一钱，黑姜五分，童便一钟，藕汁一盏。服一剂，血仍微吐，再剂尽止。仍服二三剂后，再减轻参芪，去童便藕汁，加白术，调理半月而复元。一切发热咳嗽等症，丝毫不现。若用清火泻肺，安能如此轻轻奏功耶？治此症不足奇，第以今人必不用参，至多枉死，故载之以备考验。非谓血症必当用参，亦非予之偏于用参，以系此种气虚不能摄血之症，则断不可不用参也。若夫气逆火炎，用清凉而愈者，举世皆知，不必尽载。（《医验录》）

【评议】此案记述颇为详尽，乃告诫后学之士，非血证皆因火盛动血，过用清火降气之法，则愈伤元气，元气亏虚，血愈不止，易酿成必死之症。治吐血清火降气乃常法，不足为奇，当需明"血脱者必益气，阳生阴长之理"，辨证属气虚不能摄血之证，当大补元气，"则断不可不用参也"。阅历有得之言，值得玩味。

咳嗽吐血误服滋阴案

曾治邹姓者，素患咳嗽吐血，去秋大作，昼则发热，夜则安静，误服滋阴之药，卧床不起，饮食不进，诸医断以必死，伊表曾其恒，代请诊视。按之六脉沉微，惟右寸浮大而软。余曰：此阳虚之证，前医不知分辨阴阳，一见发热，寒凉肆投，转致阴愈长而阳愈消，不救之候也，犹幸脉小身温，许予数剂而安。遂以补中益气汤加黑姜、茯神、远志、熟地、麦、味，倍用芪、术，一剂而苏，明日不发热矣，即进饮食。再服十全大补汤兼龟鹿地黄丸，旬日而愈。 （《齐氏医案》）

【评议】《血证论》云："人之生也，全赖乎气，血脱而气不脱，虽危犹生，一线之气不绝，则血可徐生，复还其故。"案中患者误服滋阴寒凉之品，"阴愈长而阳愈消"，本属不救，幸得脉小身温，能留得一分阳气，尚有生机，故宜补中益气汤加味，补气摄血以救危候。

滋阴降气治咯血案

咯血甚涌，心嘈，舌赤，脉数兼弦。操劳体质，心脾之火不静，肝肾之阴有亏，阴络不固，血热妄行。宜补肝肾之阴，以制心脾之火。降气清火，以导气火下行。水升火降，血自归经。

大生地　粉丹皮　建泽泻　元参　大麦冬　白知母　赤茯苓　胡黄连　赤芍药　田三七　制大黄　（《问斋医案》）

【评议】《先醒斋医学广笔记》载治出血"宜行血不宜止血，宜补肝不宜伐肝，宜降气不宜降火"。本例患者咯血，肝肾阴亏，血热妄行，治疗处方也符合补肝、降气和行血的原则。

凉血固金汤治咳嗽吐血案

凉血固金汤，此张堂官治予吐血之方也。初予因家务烦劳，又感哀恸，遂作咳嗽，每于饭后并申酉之际，大口吐血也。延太医堂官张公诊视，服药六剂而血止，又加减药味服六剂后，每于早间服麦味地黄丸，晚间服归脾丸，并令常食三七，经三月咳止而愈。

凉血固金汤方：

大生地三钱　当归二钱，酒洗　白芍二钱，酒炒　侧柏叶三钱，炒　枇杷叶二钱，蜜炙　百合二钱　麦冬三钱，去心　橘红一钱五分　茜草二钱　丹皮二钱　石斛二钱，金钗　栀子二钱，炒　黄芩二钱，酒炒　桔梗二钱

引加鲜藕节三个，煎服。（《鲁峰医案》）

【评议】"大口吐血"，出血之甚也，病情危重可知。患者因烦劳哀恸，气机逆乱，咳嗽吐血，急则治标，缓则固本，发作时因肺阴不足，灼伤肺络，治宜养阴润肺，凉血止血，验方凉血固金汤正为此而设。

滋阴理血汤治吐血不止案

滋阴理血汤，此予治富护军吐血不止之方也。伊本弱体，加以官差私务烦劳，忽于春间咳嗽吐血，服药多剂两月未止，气虚喘急，转免人求予医治，遂立此汤，服二剂而血止，后加减药味，连服八剂而愈矣。

滋阴理血汤方：

大生地五钱　熟地三钱　当归二钱，酒洗　白芍三钱，酒炒　丹皮二钱　犀

角二钱，镑　阿胶二钱，蛤粉炒　侧柏叶二钱，炒　麦冬四钱，去心　花粉二钱　栀子二钱，炒　黄芩二钱，酒炒　桔梗二钱　枇杷叶二钱，蜜炙　大小蓟三钱

引加鲜藕节三个，煎服。（《鲁峰医案》）

【评议】本案患者素体较弱，事务烦劳，春季咳嗽吐血达两月余，病情发展至"气虚喘急"，虚脱堪虑。其病机乃阴液亏虚，木火刑金，损伤肺络。验方滋阴理血汤，以滋阴养血、凉血止血为主，滋水涵木，木火平，肺络宁，吐血止。

壮水涵木法治呛咳吐血案

山西忻君锡五，患吐血盈碗盈盆，呛咳内热，势濒于危。予诊脉细弦而数。缘水亏于下，火越于上，销铄营阴，络血上溢，李士材所谓阳乘阴者是也。壮水涵木，其火自平。用大生地三钱，玄参一钱，沙参四钱，女贞三钱，天花粉三钱，白芍钱半，甘草五分，冬虫夏草一钱，川贝母三钱，石斛三钱，侧柏叶钱半。一剂血止，再剂咳平。用甘润养阴善其后。（《孟河费绳甫先生医案》）

【评议】本案患者呛咳吐血，症势颇为急迫。孟河费氏辨脉精准，认为脉细弦而数，当属阳乘阴者，水亏于下，火越于上，络血上溢，治以壮水涵木平火而获效。

暑热胃血壅遏吐血案

一人乘盛暑往途中，吐血数口，亟还则吐甚，胸拒痛，体热头眩，病且殆。或以为劳心焦思所致，与茯苓补心汤。仁至，诊其脉，洪而滑，曰：

是大醉饱，胃血壅遏，为暑迫血上行。先与犀角地黄汤，继以桃仁承气汤去瘀血宿积，后治暑，即安。 （《名医类案》）

【评议】本案系《名医类案》引滑寿（滑伯仁）治案，患者由于饮食不节，酒毒食滞，蓄积胃肠，损伤胃气，湿积热蒸，阳明热盛，灼伤血络，使瘀血壅滞胃中。又恰于盛暑之时外出感受暑邪，暑为阳邪，其性炎上，迫血上行，使血不循经故见吐血；胃中瘀血上行，行至胸中，故见胸痛拒按；暑性炎热上升，故见体热头眩；脉象洪而滑，洪为阳脉，盛暑阳气亢盛，肤表开泄，气血向外，故见洪脉，食积饮停，邪气充溃脉道，鼓动脉气，故见脉滑。叶天士谓"入血就恐耗血动血，直须凉血散血"，治当以清热解毒，凉血散血。前医却诊断为劳心焦虑所致的吐血，用茯苓补心汤治之，显然有误。滑寿根据疾病不同阶段用方：先以犀角地黄汤凉血清心解暑，使火平热降，凉血止血；再以桃仁承气汤逐瘀泻热，散血止血。其章法次序井然，宜乎取效也。

血导血归法救少年吐血危象案

吴球治一少年，患吐血，来如涌泉，诸药不效，虚羸瘦削，病危。亟脉之，沉弦细濡。其脉为顺，血积而又来，寒而又积，疑血不归源故也。尝闻血导血归，未试也。遂用病者吐出之血瓦器盛之，俟凝，入铜锅炒血黑色，以纸盛，放地上出火毒，细研为末，每服五分，麦门冬汤下，进二三服，其血遂止。后频服茯苓补心汤数十帖，以杜将来，保养半年复旧。（《名医类案》）

【评议】本案患者乃吐血危重之象，幸得脉象为顺，遂有一分生机。吴氏辨为血不归源，所用"血导血归"之法，其所著《诸证辨疑》中有载："吐血不止，就用吐出血块，炒黑为末。每服三分，以麦门冬汤调服。盖血不归元，则积而上逆；以血导血归元，则止矣。"急则治标，缓则固本，血证治疗当遵循"塞源、澄流、复旧"之则（引申崩漏治法），血止后当补所伤之心气，复旧以杜复发之因。至于"血导血归法"之方药，今人罕用，存之以供参考。

补中滋养心脾治呕血案

江篁南治休古林黄上舍，春初每日子午二时呕血一瓯，已吐九昼夜矣。医遍用寒凉止血之剂，皆弗效，且喘而溺。诊之，告曰：此劳倦伤脾，忧虑损心。脾裹血，心主血，脾失健运，心失司主，故血越出于上窍耳。惟宜补中，心脾得所养，血自循经而不妄行也。医投寒凉，所谓虚其虚，误矣。遂以人参五钱，白芍、茯苓各一钱，陈皮、甘草各七分，红花少许煎，加茅根汁服之，至平旦喘定，脉稍缓，更衣只一度，亦稍结。是日血未动，惟嗽未止，前方加紫菀、贝母。又次日五更衄数点，加牡丹皮，寝不安，加酸枣，夜来安静，血不来，嗽亦不举，既而加减调理，两月而安。（《名医类案》）

【评议】本案患者因劳倦伤脾，且因春初肝气升发，木旺克土，脾失健运，脾不统血，又忧虑损伤心脉，心失所主，致心脾失养，不能统摄血脉，而血不循经，妄行脉外，出于上窍而致呕血。江篁南明辨病机，以补中养心脾治之，方中红花一味，用量少许甚妙，意在祛瘀生新，防止留瘀。

消瘀通便法治吐血便秘案

胡邻泉令爱及笄后，患吐血，每吐碗余，下午倦怠，夜分潮热，呕吐不食，大便秘结。时师视为阴虚火动，投以滋阴之剂，反加饱闷，背心胀痛。予诊其脉，两寸洪大，两尺弱，知其有瘀血凝滞，以致新血不得归经，故满而溢也。法当消瘀为主，用白芍药、枳壳、前胡、益元散、桃仁、红花、牡丹皮、山栀子、贝母，水煎，临服入萝卜汁一小酒杯。服后呕吐如旧，大便仍秘，乃以龙荟丸通之。更以石膏三钱，橘红、半夏曲、姜连、茜根、竹茹、黄连、枳壳各一钱，白茯苓八分，甘草三分，服后大便行三次，吐止食进。后用二陈汤，加滑石、丹参、丹皮、茜根、白芍药、香附，二十剂后，经行热退，背胀悉愈。从此经调，血不上逆。 （《孙文垣医案》）

【评议】本案患者"及笄"即十五周岁以后患吐血，孙氏脉症合参，辨为"知其有瘀血凝滞，以致新血不得归经，故满而溢也"，治当消瘀通便，药后月经调常，吐血未作。

六味回阳饮治吐血泄血案

倪孝廉者，年过四旬，素以灯窗思虑之劳，伤及脾气，时有呕吐之证，遇劳即发。余常以理阴煎、温胃饮之类，随饮即愈。一日，于暑末时，因连日交际，致劳心脾，遂上为吐血，下为泄血，俱大如手片，或紫或红，其多可畏。急以延余，而余适他往，复延一时名者。云此因劳而火起心脾，兼以暑令正王，而二火相济，所以致此，乃与以犀角、地黄、童便、知母之属。药及两剂，其吐愈甚，脉益紧数，困惫垂危。彼医云：此其脉证俱逆，原无生理，不可为也。其子惶惧，复至恳余，因往视之，则形势俱剧，第以素契不可辞，乃用人参、熟地、干姜、甘草四味，大剂与之。初服，毫不为动，次服，觉呕恶稍止，而脉中微有生意。乃复加附子、炮姜各二钱，人参、熟地各一两，白术四钱，茯苓二钱，黄昏与服，竟得大睡，直至四鼓复进之，而呕止血亦止。遂大加温补，调理旬日而复健如故。余初用此药，适一同道者在，见之惊骇，莫测其谓，及其既愈，乃始心服。曰：向使不有公在，必为童便、犀角、黄连、知母之所毙，而人仍归誉于前医，曰彼原说脉证俱逆，本不可治，终是识高见到，人莫及也。嗟嗟！夫童便最能动呕，犀角、知、连最能败脾。时当二火，而证非二火，此人此证，以劳倦伤脾，而脾胃阳虚，气有不摄，所以动血，再用寒凉，脾必败而死矣。倘以此杀人，而反以此得誉，天下不明之事，类多如此，亦何从而辩白哉！此后有史姓等数人，皆同此证，予悉以六味回阳饮活之，此实至理，而人以为异，故并纪焉。（《景岳全书》）

【评议】本案患者常有思虑太过，脾胃虚弱，过劳即发呕吐之症，张氏予理阴煎、温胃饮之属，随饮即愈。患者此次发病时，他医诊之认为，患者过劳致阴虚火旺，又逢暑月火热之气正旺，二火相济而导致血证发生。治以一派苦寒之品。服药两剂后，吐血更甚，病势垂危。张景岳认为"时当二火，而证非二火，此人此证，以劳倦伤脾，而脾胃阳虚，气有不摄，所以动血，再用寒凉，脾必败而死矣"。故当用温补之法，予六味回阳饮主之。张氏所创六味回阳饮由人参、制附子、干姜（炮）、炙甘草、熟地、当归身组成，可益气回阳，养血救脱，主治阴阳将脱之证。本案记述颇为详尽，旨在提醒医者勿一见血症，便只知火热之因，临证若辨为脾胃阳虚之出血，须用温补摄血法。

井水调辰砂益元散愈伤暑吐血案

三妻兄费光宇，七月间堂考，薄暮归家，饮酒数杯，心口便觉不快，随即作吐，吐后出痰沫盆许，继之以血，亦有碗许，随头旋眼黑，遍身汗出如雨，身体渐热，但可静卧，稍动即呕吐，呕吐即有血，故口极渴，而汤饮不敢进。时予适他往，势急不能待，先接柴方泉看之，投药一剂，服时作吐，血亦相继而涌，勉强进药，亦随吐出。方泉见此光景，骇走曰：脉大血涌，汤药不进，恐不可挽回矣。五鼓予适至，诊其脉数大无伦，按之则虚，面如烟尘。予曰：不必甚忧，此劳心之极，而兼伤暑热也。血因吐涌，吐因动发，令勿动，以井水调辰砂益元散，卧而以匙徐挑灌之，约水一礶，药八九钱，即合眼睡，至午时方醒，人事极其清爽，热退吐止，但倦怠之极，以生脉散调理数日而愈。（《陆氏三世医验》）

【评议】本案患者因堂考劳心，正当七月暑热较盛，又饮酒不节，湿热更甚。陆氏辨为劳心为因，暑湿为患，以井水调辰砂益元散灌服，清暑宁心，利湿扶元，吐血则止。

房劳引发吐血暴症案

黄湛侯素有失血病，一晨起至书房，陡爆一口，倾血一盆，喉间气涌，神思飘荡，壮热如蒸，颈筋粗劲。诊其脉，尺中甚乱。曰：此昨晚大犯房劳，自不用命也，因出验血，见色如太阳之红。其仆云：此血如宰猪后半之血，其来甚远。不识痴人有此确喻，再至寝室，谓曰：少阴之脉萦舌本，少阴者，肾也。今肾中之血汹涌而出，舌本已硬，无法可以救急。因谛思良久，曰：只有一法，不得已用丸药一服，坠安元气，若得气转丹田，尚可缓图。因煎人参浓汤，下黑锡丹三十粒，喉间汩汩有声，渐下入腹，顷之舌柔能言，但声不出。余亟用润下之剂，以继前药。遂与阿胶一味，重两许，溶化，分三次热服，溉以热汤。半日服尽，身热渐退，劲筋渐消。进粥与补肾药，连服五日，声出喉清，人事向安。但每日尚出深红之血盏许，因时令大热，遵《内经》热淫血溢，治以咸寒之旨，于补肾药中多加秋石，服之遂愈。

胡卣臣先生曰：此等治法，全在批郤导窾处用意，未许向痴人说梦。（《寓

【评议】患者原有失血病，今因房劳而引发吐血暴症，病势危重。喻氏治疗分三步进行，先"煎人参浓汤，下黑锡丹"，人参、黑锡丹同用，对于真元亏惫，上盛下虚，痰壅气喘，吐血不止者，标本兼顾，切合病机。继以大剂量阿胶溶化频服，取阿胶壮水之主，导龙入海，摄纳浮阳之用。后与补肾药加秋石调理善，加秋石用意有三：一是秋石为人中白和食盐的加工品，味咸性寒，功效滋阴降火，止血消瘀；二是患者虽病情平稳，"但每日尚出深红之血盏许"，是正气未复而余邪未尽，补肾同时加秋石滋阴降火，止血消瘀，扶正兼顾祛邪；三是当时"时令大热"，喻嘉言氏遵《内经》"热淫血溢，治以咸寒"之旨用药。胡卤臣先生点评"此等治法，全在批郤导窾处用意"。批郤导窾，语出《庄子·养生主·庖丁解牛》："依乎天理，批大郤，导大窾，因其固然。"实为赞扬喻氏善于从关键处入手，顺利解决问题。

木旺克土血厥案

京师须日华，暴怒伤阴，吐血甚多。余思《内经》云：大怒则血菀于上，令人薄厥。今血厥而呕数升，金气大虚，而木寡于畏也。以人参一两，培养金宫，且木欲实，金当平之。又况血脱益气，治其母也。以沉香三钱制肝木，更以炮姜少许为向导之兵，再进而血始定，然脉法则已违度矣。《经》云：至如颓土，按之不得，是肌气予不足，白藟发而死。言木克土也。及期果验。（《里中医案》）

【评议】《素问·大奇论》云："脉至如颓土之状，按之不得，是肌气予不足也，五色先见黑，白垒发死。"清代医家黄元御《素问悬解》言："垒与藟同，即蓬藟也，白垒发于春中，木胜土败，是以死也。"本案血厥之证，肝火亢盛，脾土衰竭，李中梓氏诊脉知"脉法已违度"，认为待春日肝气生发之时，必木旺土竭而不治。"及期果验"，足见李氏凭脉预判准确。

外邪引动内火之醉劳吐血案

上海邑尊高肖泉，大醉大劳，吐血二十余碗。服滋阴止血药，两颊俱赤，六脉洪大，按之有力，时仲春重裘登火炕。余曰：此因形体过暖，为有余之症，法当凉之。用生地、芍药、栀、连、白蔻、橘红、甘草，十剂而止，更以清胸汤料为丸，服之而安。（《里中医案》）

【评议】本案吐血之症，因大醉大劳诱发。前医以为吐血伤阴，治以滋阴止血之品不得法，因其辨证不明，识脉不精所致。李氏视其"两颊俱赤，六脉洪大，按之有力"，已至仲春时节，仍穿着厚重的裘皮大衣，端坐于火炕之上，明显不合时宜，保暖过度，进而外邪引动内火，属于实证有余之象。因此，治以清气凉血之法，得愈。

肢逆神迷气随血脱危症案

吴明初，平素体弱，因年来忧郁，忽然呕血，自早至暮百余碗，两目紧闭，四肢畏寒，冷汗如注，汤药入口，随即吐出，举族惊狂，迎余视之。幸病虽为急，脉尚未散，喘促犹缓，一线生机，尚可挽回，若以血药投治则不及矣。盖初则血随气上，今则气随血脱。语云：有形之血不能速生，几微之气在所急固。此阳生阴长之道，寓诸《灵》《素》；扶阳抑阴之权，具于羲易。诚以阳者生之本，阴者死之基，故充塞四大，温润肌肉，皆赖此阳气耳。今脉气虚微，天真衰败也；汗雨不收，卫气散失也；四肢畏冷，虚阳不能旁达也；两目紧闭，元神不能上注也；药入即吐，继之以血者，乃呕伤胃脘，守荣之血不藏也。为再用汤药，恐激动其吐，宜设计以取之。遂用人参一两，白及四钱，均为细末，米饮调丸如樱桃大，含化。自黄昏至一更，约用一半，汤饮方通，血亦不吐。至明日神思稍清，脉气未静，似芤似革，参互不调，全无胃气，尽属阴亡于中，阳散于外之象。乃速煎参、附进之，以追散失之元阳。八日内记服人参二斤，附子五枚，而元气顿充，脉始收敛，至今强健倍常。倘此时稍有疑虑，徒任浅剂，焉能挽回其真气耶？（《旧德堂医案》）

【评议】本案记述详尽，亦属重症，险象环生。患者素体弱，郁久呕血频仍，症见两目紧闭、四肢畏寒、冷汗如注，已显亡阳之象，汤药入口，随即吐出，出现格拒之征。《脉经》："诸浮脉无根者皆死。"幸好辨得脉尚未散，喘促尤缓，仍存生机，犹可回还。此案呕血量甚多，气随血脱，《景岳全书》云：血脱者"急用人参一二两煎汤灌之，但使气不尽脱，必渐苏矣"，即谓"有形之血不能速生，无形之气速当急固"，但患者已"呕伤胃脘"，汤药入口即吐。李用粹氏遵急当固气之法，但高明之处在于变通服法，以人参、白及研为细末，米饮调丸含化，既能益气止血，又可宁安胃气，方才得来"血止不吐，汤饮方通"的一息生机，患者翌日脉象仍险峻，"阴亡于中，阳散于外"，但汤药已通，故可速煎参、附进之，以回阳救逆。

归脾汤加炒黑干姜治老翁吐血便血案

万守澍文学尊翁，年七旬外，长斋独宿，二十年矣。因心事怫郁，夜中忽大吐紫血碗许，随腹痛，又便紫黑血碗许，昏仆于地。室内无人，及其自醒，始登榻。次日相招，两手脉大而芤，幸不散耳。他医议用凉血滋阴，予曰非也。此蓄血证，因郁怒伤肝脾，肝不藏血，脾不裹血，致血无归，而成瘀败，上吐下便。幸老翁闭关已久，不致气随血脱，尚敢滋阴以伤胃脘之阳乎。用大剂归脾汤，加炒黑干姜，计用人参数两，匝月乃康。（《素圃医案》）

【评议】本案老翁吐血便血，虽由心事怫郁引发，但根本病机是脾阳不足，摄血无力。故用大剂归脾汤，重在治脾，使脾旺而益气摄血。所加炒黑干姜一味，用处甚妙，既温脾止血，又和胃止吐，可谓一药双效。

从脾胃论治脱血防复案

方灿侣翁腹痛蓄瘀脱血治愈，并商善后法

灿翁年近七旬，向患腹痛，一夕忽吐下紫瘀血块数碗，头晕自汗，目阃神疲，诊脉芤虚。谓其子曰：此血脱证也。书云：久痛多蓄瘀。盖腹痛数年，瘀蓄已久，一旦倾囊而出，夫气为血之帅，高年气虚，切虑晕脱。古人治血脱，每用独参汤以益其气，但目下参价甚昂，恐难措办，乃订大剂黑归脾汤，资其化源，固其统摄，未几获痊。次年病复，虽不若前之剧，亦觉困倦莫支，仍守前法治愈。其子忧甚，恐其再发，商图善后之策。予思血蓄之故，必有窠囊，如水之盈科而进。按胃为生血之源，脾为统血之脏，苟脾健胃强，则气血周流，何蓄之有？经以六经为川，肠胃为海，譬诸洪水泛滥，究缘江河失疏。为订二方，早用归脾丸，晚用参苓白术散，每方俱加丹参、干漆二味，冀其去瘀生新。服药经年，其病遂绝。（《杏轩医案》）

【评议】本案高年老翁，向患腹痛蓄瘀，一日吐血后，呈血脱之象，经治获痊，然次年依旧复发。考虑"血蓄之故，必有窠囊"，主要因为脾胃虚弱之故，"胃为生血之源，脾为统血之脏，苟脾健胃强，则气血周流，何蓄之有"。平时就应注重顾护脾胃之气，遂订"早用归脾丸，晚用参苓白术散"，均加丹参、干漆二味，主要起祛瘀生新，新血归经的作用。善后之法得当，亦可去其病根。

大剂两仪煎合生脉散救血涌欲脱案

予侨居岩镇，距祖居之东溪几五十里。丁亥春，族弟羲采证患吐血，近延予弟春圃门生咏堂酌治，血涌不止，势欲晕脱，专价星夜逆予至。见病者仰靠于床，气息奄奄。自云：脐下热气上冲，血即涌出。切脉虚大不敛。顾谓弟与生曰：此水火失济之候也。《经》云：水为阴，火为阳，夫人身之阴阳，相抱而不脱，是以百年有常，故阳欲上脱，阴下吸之，不能脱也。今阳但上越，阴不下吸，恐蹈危机，所服皆滋纳之品，药病相当，其所以不验者，病重药轻故耳。方定大剂两仪煎合生脉散，更加龟版、怀牛膝、白芍、茯苓、山药、童便、阿胶之属。服后血虽不涌，脉犹未敛。予曰：慎之，防复吐。上午因亲属问病，应答烦劳，血又上涌，神思飘荡，几欲脱去。忙照原方，熟地由一两增至二两，再加磁石吸引肾气归原，另煮团鱼汤煎药。盖治真阳之飞越，不以鼋鳖之类引之下伏不能也。如言饮药，血旋止。日晡又因家人嘈杂，血复溢出，虽不若前之甚，亦觉难支。思血属阴喜静，动则阳化，故越出上窍，令其闭户屏烦。如此两昼夜，始得脉敛神安，血止不吐。仍守前法，调治月余而瘳。　（《杏轩医案》）

【评议】本案辨为水火失济之证，无形之水阴，生于下而济于上，而"今阳但上越，阴不下吸，恐蹈危机，所服皆滋纳之品"，本属"药病相当"，但"病重药轻"，故收效不显，遂方订大剂两仪煎合生脉散加味，滋阴宁血，扶阴抱阳。因"血属阴喜静，动则阳化"，调护宜闭门户，远烦恼，心宁静，阴血安而愈。

大剂芪术愈吐血咳唾喘促案

曾医陈子老三之子，年十八，吐血甚多，既则咳唾，痰血相兼，喘促不能卧，奄奄一息，人将不堪。予曰：此证大难，非我所能及。陈子告曰：贱弟兄三人，下辈十人皆为吐血，已死其九，仅此弱子尚未冠，敢求先生怜而救之。余曰：非敢推诿，但恐服过清金保肺等药，曷可救也？陈子云：病虽三月，尚未服药，皆因九子被诸医所杀，不敢请耳。今闻先生治血神验，故尔相恳。乃用黄芪八钱，白术八钱，半夏、黑姜各二钱，砂仁、白蔻各一钱，煎服。明日陈子来寓颜曰：昨有数位高医，讨药方一看，均皆缩首吐舌，诧为不祥，谓黄芪、白术提气，是吐血者之大忌，若此重用，则必喘促加剧而立死矣。答曰：黄芪、白术提气之说，亦尝闻之矣，舒先生独不闻有是说乎？且吾家九子，诸医皆未用黄芪、白术，尽归于死，今舒先生必有精妙之理，非寻常所能及。吾竟依法与之。今早看来，觉气稍平。再服数剂，血亦渐止，饮食渐旺。恐其再吐，吐亦不妨，前药不可歇乎。服至六十余剂，兼服六味地黄丸而痊愈。　（《齐氏医案》）

【评议】本案据病情特征，属于危重之症，医者可谓力挽狂澜，活陈家独苗，行仁善之举。细辨医案可知，医者对于吐血兼咳喘，认为系中气不足，肾气涣散，胸中之气不能下达于肾，上逆而为喘咳。主张方中宜用大剂芪、术大补中气。其见识高深，批评世医见血止血，滥用寒凉。临床上吐血一症，若由脾胃气虚，不能敷布，治当理脾健胃，宣畅胸膈，使敷布如常，血不停蓄，其病自愈。

加味补中益气汤治吐血发热案

曾医廪贡王美秀，患吐血发热，其病已久，精神倦怠，肌肉瘦削，向治无效，渐见沉重，乃一日暴吐，昏晕床褥，其气将绝，周身俱冷，独心中微温，乃兄料不能起，将衣冠尽附其身，时夜将半忽苏，云到城皇祠中，父命速回，又昏昏睡去，次早促骑求治。余诊其六脉沉小而微，手足厥逆。余即用加味补中益气汤：黄芪、白术、当归、沙参各五钱，升麻一钱，柴首三钱，怀山、茯苓、麦冬各三钱，远志二钱，五味子六分，红枣六枚，干熟地八钱。煎服一剂而苏，连进二剂而饮食渐进，精神亦长。再用补中益气汤兼服龟鹿地黄丸而痊。 （《齐氏医案》）

【评议】本案患者王氏因久患吐血发热之症，神倦乏力，气血亏虚，脾阳不足，运化功能失常，不能濡养四肢，因而肌肉瘦削，诊其"六脉沉小而微"。根据其所用方药加味补中益气汤及龟鹿地黄丸，详析病机主要为中气不足，肾气涣散所致。舒驰远认为"人身后天水谷所生精血，全赖脾胃气健，若脾胃失其健运，血乃停蓄胸中，如因忧患忿激，劳心伤力，则动其血。反之，如脾胃健旺，敷布有权，血不停蓄，即使忧郁忿激，劳心伤力等大患率临，也不会吐血"。齐有堂乃舒氏弟子，深受其学术思想影响，临床治疗吐血一症，亦十分重视温阳益气，顾护脾胃，兼滋阴或养血等。

从太少二阴辨治冬月吐血案

曾治曾其恒乃弟，冬月患吐血，老医与以犀角、芩、连、知、柏数剂，叫楚烦乱，不能起床，其吐加剧，乃兄皇皇求治。按其六脉沉小而微，势在将脱，刻不容缓。余曰：此太少二阴中寒之证，前医不明六经，不知分经辨证、温中散邪，肆用寒凉克伐脾阴，真阳受困，故其血冲激而出，孤阳将绝，危候也，犹幸脉微身凉，谅或可救。乃与黄芪、白术各用八钱，半夏、干姜各二钱，砂仁、白蔻各一钱，碾细末，冲药水服。一剂而苏，连进四剂而血顿止，饮食渐进。因卧室当风，夜即壮热无汗，腹痛作泄，人事恹恹，又似不救之象。余细审之壮热无汗者，寒伤营也，腹痛作泄属少阴，急于前方中加肉桂、故纸大剂温里，少加麻黄、桂枝各三钱兼散太阳表邪，服一剂而热退身安，腹痛作泄俱已。改服补中益气兼服龟鹿地黄丸一料而愈，明年康壮生子。　（《齐氏医案》）

【评议】细辨本案，治分两段，均从太少辨治。患者先为"太少二阴中寒"，因"真阳受困""血冲激而出，孤阳将绝"，治以温阳法，使足太阴、足少阴二经真阳得复，胃气得苏，血止食进。然又因"卧室当风"，致"壮热无汗，腹痛作泄"，继辨为太阳、少阴证，病机为足太阳膀胱经受邪，又足少阴肾经伤寒，故予解表温里，一剂而安。

补中益气愈呕血盈盆案

曾治国学阳厚重，冬月患吐血，其人本实先拨，因构讼失算，忿激暴吐，是夜呕鲜血盈盆，昏晕于地，不能床褥，举室仓皇莫措，伊戚其恒，代为请诊。按之六脉沉微。余曰：尔勿忧，是病虽险，犹幸身温脉微。经脉篇云：凡失血证，脉微身凉者生；吐衄后，其脉洪数身热者死。足下是劳伤肺肾，又兼肝木仲郁，故其血冲激而吐，但非我不能及。乃与补中益气汤加麦冬、五味、茯神、远志、怀山、熟地，大剂煎服而安。多服补中益气兼地黄丸而愈。　（《齐氏医案》）

【评议】齐氏临证以脉症合参判断呕血预后，认为"凡失血证，脉微身凉者生；吐衄后，其脉洪数身热者死"。本案患者呕血盈盆，昏晕于地，虽病情危急，然诊其身温脉微，尚有生机。虑其病机，伤及肺肾与肝，但主责乃中气不足，故处方补中益气汤加味，果获良效。

吐血面青案

曾治四弟秉珍，暴患吐血盈盆，每吐则面青，形神俱倦，不思饮食，坐卧不宁。按之六脉沉小，自胸前背心微热，心中甚紧。余曰：此少阴、厥阴二脏受伤，惟肝尤甚，因怒气所致。乃与逍遥散煎服，吞左金丸三十粒，以疏肝气，兼和脾气，二剂而血渐微。继与补中益气汤加麦冬、五味、茯神、远志、怀山、熟地、生姜、枣子，连进数剂，以摄血归经而愈。自谓强壮，即不服药，已三年矣。去冬复吐，时因贸易匆匆，不以为事，今春加剧，方来求药，仍与前逍遥散方加左金丸二剂，加味补中益气汤连进数十剂，神气清爽，饮食渐旺，身渐强壮。吾弟颜曰：今而后我再不敢不信药矣。又问：归脾汤可服乎？曰：可，但其方中去木香、甘草，加五味子、肉桂脾肾两补，兼服龟鹿地黄丸壮水之主、补血生精而愈。（《齐氏医案》）

【评议】因怒伤肝，肝气横逆，乘伤中土，胃络受损，而致吐血盈盆、形神俱倦、不思饮食、坐卧不宁，乃与逍遥散煎服，吞左金丸三十粒疏肝和脾，二剂血渐微，继与补中益气汤加麦冬、五味、茯神、远志、怀山、熟地、生姜、枣子健脾和中，摄血归经而愈。齐氏治疗血证，主张先疏肝后健脾，重视瘥后防复，强调培补脾肾，补血生精，扶助正气。

八汁甘寒止吐血案

徐妇醋库巷

吐血之症，至倾盆累碗，数日不止，目闭神昏，面赤肢软，息粗难卧，危如累卵。脉见左沉右洪，重按幸尚有根，此郁火久蒸肺胃，复缘暑热外逼，伤及阳络，致血溢不止，危在顷刻。诸药皆苦寒，是以投之即呕，借用八汁饮意，冀其甘寒，可以入胃清上，血止再商治法。

甘蔗汁一酒杯　白萝葡汁半酒杯　梨汁一酒杯　西瓜汁一酒杯，生冲　鲜荷叶汁三匙　藕汁一酒杯　芦根汁一酒杯　白果汁二匙

七汁和匀，隔水炖热，冲入瓜汁，不住口，缓缓灌之。

又　昨服八汁，夜间得寐，血幸未来，神亦稍清，惟神倦懒言，奄奄一息，脉虽稍平，右愈浮大无力。此血去过多，将有虚脱之患。《经》云：血脱者益其气。当遵用之：

人参七分，秋石水拌　黄芪七分，黄芩水炙黑　归身一钱，炒黑　怀山药一钱五分　茯苓三钱　大麦冬一钱五分，去心　蒸北五味七粒

和入甘蔗汁、梨汁、藕汁。

又　血止食进，精神渐振，再照前方三服。

丸方遗失

问：血冒一症，诸方皆以苦寒折之，今以甘寒得效，何也？曰：丹溪云：实火宜泻，虚火宜补。此妇孀居多年，忧思郁积，心脾久伤，复缘暑热外蒸，胃血大溢，苦味到口即吐，其为虚火可知，故得甘寒而止。若果实热上逆，仲景曾有用大黄法，或血脱益气，东垣原有独参汤法，不能执一也。（《吴门治验录》）

【评议】火致吐血有实火与虚火之别，实火宜泻，虚火宜补。此患者忧

思郁积，心脾久伤，复缘暑热外蒸，胃血大溢，苦味到口即吐，其为虚火，当养阴清火，以八汁饮甘寒之品清虚火，滋津液，先止吐血，再图康复。

痰嗽吐血案

范庆簪，年逾五十，素患痰嗽。乙酉秋，在婺骤然吐血，势颇可危。孟英诊曰：气虚而血无统摄也，虽向来咳嗽阴亏，阴药切不可服。然非格阳吐血，附、桂更为禁剂。乃以潞参、芪、术、苓、草、山药、扁豆、橘皮、木瓜、酒炒芍药为方，五帖而安。继去甘草、木瓜，加熟地黄、黑驴皮胶、紫石英、麦冬、五味子、龙骨、牡蛎熬膏，服之全愈，亦不复发。后范旋里数年，以他疾终。 （《回春录》）

【评议】素患痰嗽，脾肾久伤，骤然吐血，此为气不摄血之故，方用参苓白术散化裁，理脾健胃，益气摄血，后加熟地黄、黑驴皮胶、紫石英、麦冬、五味子、龙骨、牡蛎熬膏，滋肾养阴，摄血归经而愈。

吐血便泄案

车

肝火逆上触心，络伤血从口溢，竟有盈碗之多。近增便泄，暑湿亦兼内袭也。左脉细弦，胃气衰，谷气自少旋运。益气清暑为治。

乌犀尖一钱五分　生芪皮一钱五分　肥知母一钱五分　生甘草三分　鲜霍斛五钱　五味子五分　丹皮一钱五分　鲜稻叶三钱　麦冬二钱　扁豆三钱

车（又诊）

前进清暑益气法，纳谷知味，天气酷暑外迫，慎防呕血复萌。

北沙参三钱　生牡蛎五钱　天花粉一钱五分　炒白芍一钱五分　大麦冬二钱　金铃子一钱　宣木瓜七分　生甘草三分　羚羊角一钱五分　紫石英三钱　怀山药三钱　鲜稻叶三钱　五味子三分　（《花韵楼医案》）

【评议】肝火犯心，暑湿内袭，心脾不足，而症见呕血、便泄，左脉细弦亦可佐证。治以清暑益气法，方用生芪皮、肥知母、生甘草、鲜霍斛、鲜稻叶、扁豆健脾开胃、益气清暑，乌犀尖、麦冬、五味子、丹皮滋阴凉血止血。

呕血便血案

左　温邪两候，热迫阳明，屡投辛甘寒合方，大热甫定。而素体木旺阴虚，昨晚偶触怒火，遂致肝火逆冲，肺胃络损，今晨呕吐鲜血，竟有盈碗之多。胃与大肠，两相联续，所以呕吐之后，继以便血。今血虽暂定，而心中漾漾，尚有欲涌之势，寐则汗出。脉形左大，寸浮关弦尺涩，右部濡弱，气口带搏，舌干无津。皆由木火久郁，触之即发，以致急速之性，损络动血，阳浮阴弱，肾水不能滋涵，封藏因而不固，所以寐则汗出。中气下根于肾，肾水愈亏，则木火愈旺，而中气愈弱，所以胃呆少纳。病中变病，花甲之年，何堪经此一波再折也。勉与叔涛先生共议养肝滋肾，兼益水之上源，略参凉营收固。即请崇山先生裁夺。

大生地四钱　阿胶珠三钱　天麦冬各二钱　鲜竹茹一钱五分　磨犀尖三分　代赭石五钱　生牡蛎八钱　生白芍二钱　大元参三钱　丹皮炭二钱　浮麦一两五钱　藕汁一酒杯

二诊　养肝滋肾，木得水涵，气火之逆冲者已平，阳气之泄越者渐固，血未复来，汗出大减。舌边尖转润，然中心仍然干燥。胃为阳土，脏阴皆虚，胃液安得不耗，有气无液，胃气安得调和，所以胃纳仍然不旺，实与中气不振者迥然不同。脉左弦大，右部大而濡软。肾水肺津，肝阴胃液，一齐耗损，然胃府以通为用。再拟滋水养液，而择其不滞者投之，即请叔涛先生商进。

大生地五钱　天麦冬各二钱　生甘草四分　茯苓神各一钱五分　丹皮炭一钱五分　川贝母二钱　阿胶珠三钱　金石斛四钱　生白芍二钱　生牡蛎八钱　天花粉二钱　浮小麦五钱

三诊　滋肾养肝，胃气渐舒，渐能安谷，舌燥渐润。药既应手，无庸更章，即请商进。

金石斛　天麦冬　天花粉　生白芍　炒木瓜　生牡蛎　川贝母　生甘草　粉丹皮

每日晨服六味地黄丸，用阿胶珠三钱，金石斛三钱，大麦冬二钱，煎汤送下。

四诊　胃气渐振，饮食馨增。《经》谓中焦受气取汁，变化而赤是为血，气者何，谷气是也，谷气既旺，血去虽多，不虞其不复。舌心干毛，再滋肾水，水足津自升矣，留候叔涛先生商进。

大生地　生山药　粉丹皮　茯神　金石斛　天麦冬　清阿胶　生白芍　花粉　川贝母

五诊　清津渐回，舌质润泽，寐醒燥渴亦定。然平素痰多，此届病后，咯吐之痰绝无仅有。今日形体恶寒，沉沉欲寐。脉濡微滑。良以谷气渐增，水谷之气，生痰酿浊，弥漫胸中，以致阳气不能流布，神机不能转运。前法参以化痰，留候商进。

大生地五钱，炒松　阿胶珠三钱　竹茹一钱，水炒　生白芍一钱五分　川贝母二钱　瓜蒌皮三钱，炒　白茯苓三钱　海蛤粉二钱　天冬三钱　陈关蜇①七钱

六诊　痰稍爽利，神情略振，然胸次气郁不舒，前番呕血之始，亦由此而起。脉形右大，舌干少津。良以气分久郁，上焦不行，则下脘不通。拟开展上焦气化，参以甘凉救津，即请叔涛先生商进。

————————
① 陈关蜇：疑为海蜇的地方名。

炒香豉　炒萎皮　光杏仁　川贝母　枇杷叶　黑山栀　川郁金　金石斛　大天冬　梨汁　(《张聿青医案》)

【评议】花甲老者，素体木旺阴亏，感受温邪，昨触怒火，肝火上逆伤及肺胃之络，而见呕血、便血，急先养肝滋肾，凉血止血，方用犀角地黄汤合阿胶珠、天麦冬、鲜竹茹、代赭石、大元参、藕汁、生牡蛎、浮麦滋阴生津，凉营收固。之后仍以滋水养液为主，随症增损，辨析入微，兼顾标本。

嗜酒吐血案

吐血盈盆而出，虽由肺热咳吐，实由肝胆之火上炎，沸伤回血之络也。有顾永祥者，好酒纵饮，一日邀余往诊，则吐血已十二碗，神呆自汗，余知其嗜酒，为用犀角地黄加连、柏、血余炭、蒲黄炭、参山七末，入童便一杯和服，服下顿止。间六日复吐，来请余诊。余问今吐几何？答云：约六碗许矣，切其脉，芤微无力，神益困不能言语。余仍治以前法，去连、柏，加党参炭、黄芪炭各三钱。间七日，又来请，余问因何而间七日，一少年云：此症为苏女巫所误，女巫嘱服仙方可愈，屡为所惑，苏若再来，我当以老拳饱之，愿先生谅而治之也。余知现又吐七碗，因曰：可知一人之血，能有几何？今脉伏不见，即谓之脱，心主神，心主血，刻神志恍惚如昏，汗出粘手，即欲治，恐无及矣，姑立一方，以尽余职。乃书参、黄芪、归、地、蒲黄、血余、地榆、小苏、乌梅，九味皆炒炭，山漆末、陈棕灰调和服之，服下遂止。进而调理，每加阿胶，半月而痊。永祥素力大，能负米一石，病后只能负荞麦一石，力减四十斤，可见多病之人，力必弱也。(《医案摘奇》)

【评议】肝火犯肺，沸伤血络，且嗜酒者胃火旺盛，营血灼热，吐血盈盆，急当釜底抽薪，清火凉血止血。方用犀角地黄加连、柏、血余炭、蒲黄炭、参山七、童便等。中医治疗血证欲脱，除独参扶元、急下存阴、附姜回阳等外，运用炭类中药是一大特色，古存十灰散留世。本案中患者神志恍惚，汗出黏手，病情危急，扶元与止血必须同时并进，人参、黄芪、当归、地黄、地榆、乌梅等炒炭，存性取用，既益气补血，又凉血止血，虽不得已而为之，仍不失活命路径也。可供临床借鉴。

归元止血汤治吐血案

归元止血汤，此予治刑科笔帖式武公血涌暴吐之方也。初武公偶触哀恸，血涌暴吐，昏厥苏后，觉少腹气逆上冲至喉，寝卧不下，目不能合，饮食亦不得下。问其故，答以卧下则气截，目合则气堵，若是者，已二日夜，奄奄垂毙。服此汤头煎而能卧得眠，遂尽剂血止而进饮食，服二剂病瘳，后依方加味，配丸药服月余而愈矣。

归元止血汤方：

熟地五钱　肉桂一钱五分，捣碎　当归三钱，酒洗　白芍二钱，酒炒　阿胶二钱，蛤粉炒　侧柏叶二钱，炒

引加鲜藕节二个，水煎，微冷服。（《鲁峰医案》）

【评议】《黄帝内经》云："大怒则形气绝，而血菀于上，使人薄厥。"此案患者肾元不足，冲气上逆，血涌暴吐，治宜归元止血汤。药用熟地、当归、白芍、蛤粉炒阿胶滋肾柔肝，肉桂引血归元，侧柏叶、鲜藕节凉血止血。

清热化瘀汤治吐血便血案

清热化瘀汤，此予治兵部昆公吐血而兼便血之方也。初昆公由京至滦

月余，总觉胸膈痞满，后忽然胸胃胀痛，喘息不继，色变昏迷，手足厥凉，大汗如珠，上吐下泄，俱系黑紫之血而吐有黑水，泄者如胶，延予诊视。其脉甚涩，遂立此汤，服一剂胸膈胀痛吐逆俱止，喘息厥凉悉退，而大便仍见血如胶条，兼下许多黑坚燥屎，次日服理血清热之剂。

清热化瘀汤方：

大生地三钱　赤芍二钱　丹皮二钱　归尾二钱　桃仁一钱五分，研泥　大黄一钱五分，酒洗　侧柏叶二钱，炒　枇杷叶二钱，蜜炙　枳壳二钱，麸炒　陈皮一钱　花粉二钱　栀子二钱，炒

每煎分二次服。（《鲁峰医案》）

【评议】症见"上吐下泄，俱系黑紫之血而吐有黑水，泄者如胶"，此为血热互结，煎灼血中津液，使血液运行不畅而致瘀，"其脉甚涩"亦可佐证。方用清热化瘀汤，清热养阴，行气理血，化瘀止血。其中大黄一药，泻热逐瘀，瘀热去则出血止。现代临床上将其制成大黄注射液，适用于各种实证出血。

吐血内热口干案

山西侯其相，病吐血不止，内热口干，势极危险。诊脉弦数。肾阴久虚，水不涵木，肝阳上升，销铄营阴，络血上溢。方用玄参一钱，北沙参四钱，鲜生地四钱，女贞子三钱，白芍钱半，甘草五分，生柏叶钱半，川贝三钱，天花粉三钱，生谷芽四钱，冬虫夏草一钱。一剂血止。照前方加川石斛三钱，热退而瘥。（《孟河费绳甫先生医案》）

【评议】肝肾亏虚，阴虚内热，吐血口干，势极危险。费氏治疗血证，常从肝肾入手，认为以"和肝"为重，正如《血证论·用药宜忌论》云："至于和法，则为血证之第一良法，表则和其肺气，里则和其肝气。"上

案处方体现滋肾水、平肝阳的治疗大法，以柔肝和肝，凉血止血。

鼻衄吐血便血案

上海陆彩宝校书，发热口渴，鼻衄，吐血三四盏，便血半桶，人事昏沉，嘱余诊之。脉来弦细。此邪从血泄，因失血过多，阴液伤残，最虑内风鼓动。用犀角尖五分，鲜生地四钱，牡丹皮二钱，赤芍钱半，冬桑叶一钱，白茅根钱半，西洋参钱半，大麦冬三钱，川石斛三钱，川贝母二钱，甘草五分。两剂霍然。　（《孟河费绳甫先生医案》）

【评议】症见发热口渴、鼻衄、吐血、便血，此为血热妄行，损伤血络之故。津血同源，失血过多则阴津耗伤，恐阴不制阳而致肝风内动。方用犀角地黄汤加西洋参、大麦冬、川石斛、白茅根、桑叶等，一则清营养阴凉血，急急制止出血为要，二则滋水涵木息风，切切预防肝风为务。

大剂生地黄治鼻衄吐血案

张杲在汝州，因出验尸，有保正赵温，不诣尸所。问之，即云：衄血已数斗，昏困欲绝。张使人扶掖至，鼻血如檐滴。张谓治血莫如生地黄，遣人觅之，得十余斤，不暇取汁，因使生服，渐及三四斤，又以其滓塞鼻，须臾血定。又癸未，娣病吐血，有医者教用生地黄自然汁煮服此治热血妄行，日服数升，三日而愈。有一婢半年不月，见釜中余汁，辄饮数杯，寻即通利，其效如此。　（《名医类案》）

【评议】生地黄味甘、苦，性偏寒，归心、肝、肾，能清热凉血止血，养阴生津增液。大剂量生地黄煎服或取生地黄汁对血热妄行所致鼻衄、吐血有效，尚有通经作用。

茅花治鼻衄案

一人鼻衄大出欲绝，取茅花一大把，水两碗煎浓汁一碗，分二次服，立止。《良方》（《名医类案》）

【评议】此案鼻衄乃血热上灼肺窍，络脉受损而出血。《外台秘要》载"茅花汤，疗伤寒鼻衄不止主之方"。茅花，性味甘凉，入肺胃经，能清热润肺，凉血止血，现代药理实验研究也表明其具有缩短血凝时间的作用。

生藕治衄血案

邵村张教官患衄血多，诸治不效，首垂任流，三昼夜不止，危甚。一道人教用生藕一枝，捣帖颅囟，更以海巴烧存性为末，鹅管吹入鼻内，二三次即止。海巴俗名压惊螺，即云南所用肥也。（《名医类案》）

【评议】本案患者衄血应为鼻衄，用生藕、海巴外治有效。生藕性偏凉，入肝、肺、胃经，能收敛化瘀，凉血止血；海巴为紫贝齿的别名，性平味咸，能清火平肝，导下止血。

中气大亏致鼻衄如注案

马干施鸣玉鼻衄如注，三周时半不止，一切止衄方法，并无一应，饮食不进，气息欲绝，走人邀予救之。切其脉虚大而缓，面色痿黄而胖，知其四肢酸软，浑身倦怠，懒于言动，而嗜卧者，匪朝伊夕也，询之果然。而衄起之故，缘自钟溪归家，一路逆风，操舟尽力，不及达岸即衄，至今第四日矣。予曰：此人中气大亏，本不足以摄血，而复因劳力大甚，重伤胃络，胃络阳络也，阳络伤则血出上窍，胃脉络鼻，所以血出鼻孔也。乃用补中益气汤加炒黑干姜，一剂而衄止，复去干姜加白芍、五味子，守服数剂，而从前酸倦懈怠懒言嗜卧等症渐除。（《潜邨医案》）

【评议】中气本亏加之劳伤，气不摄血，胃络之血外溢而致鼻衄，兼见气血亏虚之候，治宜以补中益气汤加炒黑干姜，温中健脾，益气摄血，一剂衄止。

八物汤加味治衄血不止案

龚子才治一人，年近五旬，素禀弱怯，患衄血，长流五昼夜，百药不止，脉洪数无力。此去血过多，虚损之极，以八物汤加熟附子等分，又加真茜草五钱，水煎频服，连进二剂，其血遂止。又依前方去茜草，调理十数剂而愈。（《续名医类案》）

【评议】失血过多，气血两虚，以八物汤加熟附子、真茜草益气补血，温脾摄血。脾胃气血俱荣，气血统摄有常，血液自然能循行脉内而不溢于脉外。

捣蒜敷足心治衄血案

李时珍治一妇人，衄血一昼夜不止，诸治不效，令捣蒜敷足心，实时

遂愈。（《续名医类案》）

【评议】少阴化火伤络，衄血不止，捣蒜敷足心而愈。足心处为涌泉穴，而涌泉归肾经，蒜敷涌泉滋阴降火，引血下行。

阴火上乘致鼻衄如崩案

张路玉治朱圣卿，鼻衄如崩，三日不止，较往时所发最剧。服犀角地黄汤，柏叶、石膏、丹、栀之属转盛。第四日邀诊，脉迫急如循刀刃，此阴火上乘，载血于上，得寒凉之药，伤其胃中清阳之气，所以脉变弦紧。与生料六味加五味子作汤，另加肉桂三钱，飞罗面糊，分三丸，用煎药调下。甫入咽，其血顿止。少顷，口鼻去血块数枚，全愈。自此数年之后，永不再发。（《续名医类案》）

【评议】本案鼻衄如崩，乃阴火载血上乘所致。与六味地黄汤滋阴清热，加五味子、肉桂两味，是处方亮点，具收敛止血、引血归经之功。

石膏剂治衄血案

吴桥治文学于学易，举孝廉，病衄，其衄汩汩然，七昼夜不止，甚则急如涌泉，众医济以寒凉不效，急以大承气汤下之，亦不行。桥曰：孝廉故以酒豪，积热在胃，投以石膏半剂愈之。众医请曰：积热宜寒，则吾剂寒之者至矣，公何独得之石膏？桥曰：治病必须合经，病在是经，乃宜是药，石膏则阳明胃经药也，安得以杂投取效哉？（《续名医类案》）

【评议】本案患者嗜酒，积热于胃，乃阳明经热证，故用石膏半剂获愈。吴桥熟稔仲景学说，所言"治病必须合经，病在是经，乃宜是药"，深得六经辨治精髓。

人乳治鼻衄案

魏玉横曰：杨氏子年二十余岁，病鼻衄如涌，有令以黑山栀末吹者，有令以湿草纸熨脑门者，有令以热酒浸脚者，憧憧扰扰，一日夜不得止。令觅有乳妇人，以乳对鼻孔挤乳，乳入必止。止后，候鼻血干燥，宜挖去之，如法立愈。（《续名医类案》）

【评议】乳汁乃气血所生，能补益气血，适用于因气血亏虚，气不摄血所致鼻衄。具体用法为以乳汁挤入鼻中，乳入血止。此法为治疗鼻衄的应急措施。现代临床上对于鼻衄出血不止者，采取的应急措施多为加用马勃粉棉球塞鼻止血，可供参考。

指掐太溪穴止衄案

汪氏妇鼻衄，止衄奇法

汪氏妇，夏月初患齿衄，衄止，旋吐血，血止，鼻又衄，大流三日，诸治不应，诊脉弦搏，知其肺胃火盛，非寒凉折之不可。乃用犀角地黄汤，取鲜地黄绞汁，和童便冲药，外用热酒洗足，独蒜捣涂足心，一昼夜衄仍不止。因忆门人许生曾言，人传止衄奇法，先用粗琴线数尺，两头各系钱百文，悬挂项下，再用手指掐定太溪穴（太溪穴在两足内踝下动脉陷处），神验。外治之法，于病无伤，今既诸治罔效，姑一试之，衄竟止。惟神形疲困，头昏少寐，思血去过多，真阴必伤，改用麦易地黄汤，加龟版、石

斛、白芍、女贞、沙参、阿胶，旬日霍然。识此以广见闻。 （《杏轩医案》）

【评议】太溪穴是足少阴肾经的原穴，具有滋阴补肾、调理三焦之功。独取太溪穴衄止，此衄的病机应是肝肾阴虚，虚火上炎所致，选用汤药善后，也是巩固滋养肝肾阴液之效。

鼻衄面赤案

鼻衄盛发，成流不止者已三日，面赤，足冷至膝，脉数，寸关尤甚。血去过多，心荡神驰。阴亏内热之体，厥阳化火上逆，扰动脉络，血行清道，从高灌注而下，非若吐红之易定。血有几何，岂堪如此长流。拟仿志火升腾治例，用凉血滋降法。

犀角七分　炒女贞子一钱五分　黄连五分　熟地六钱　青铅一枚　炙龟版一两　旱莲草一钱　煨磁石五钱　阿胶一钱五分，蛤粉拌炒　盐水炒牛膝一钱五分

诒按：此证甚险，用药尚称得力，方中当加童便冲入。

再诊：鼻衄虽止，而面色唇口㿠白；虚阳虽降，而额汗心悸畏明。脉虚而数，舌光而颤。气乏血涵，血无气护，阴阳有离脱之象，气血有涣散之险。急进双补法，庶几有所依附，再佐咸降酸收以摄之。

人参一钱　天冬一钱五分　炒枣仁三钱　秋石二分，烊入　熟地一两　枸杞炭三钱　白芍一钱五分　阿胶一钱五分　茯神三钱　大枣二枚 （《（评选）爱庐医案》）

【评议】鼻衄面赤，本阴亏内热，加以失血耗伤阴液，厥阴化火上逆。治宜凉血止血，滋阴镇逆。方用犀角、黄连、旱莲草清热凉血止血，炒女贞子、熟地、炙龟版、蛤粉拌炒阿胶、盐水炒牛膝等滋阴增液，青铅、煨磁石重镇降逆。再诊时衄止，然失血过多，已有气血涣散之险，急进人参、

天冬、熟地、阿胶、茯神、大枣益气养血，佐以炒枣仁、枸杞炭、白芍收敛降逆之品，防衄血复动。

犀角地黄加味治鼻衄案

施云章之子，自早至暮，鼻衄如流水，已盈二大盂，合家含泪求治。余安其心曰：无妨，莫惊病人。乃为之用犀角地黄加白茅花、旱莲草、小蓟、牛膝、川柏、蒲黄炭、血余炭、陈棕灰、童便，一服即止。继之以沙参、鲜地、二冬、茅花、旱莲、知母、川柏、牛膝，又二剂。从此不再衄矣。大凡血出如潮涌者，虽属雷火、龙火、胃火上逆，其心营不伤，必不至是。余之每用犀角而立止者，正所谓心与灵犀一点通，良有意也。（《医案摘奇》）

【评议】肝、肾、胃火上逆，经络热盛，迫血妄行于鼻者，鼻衄如流水，以犀角地黄汤为主方合收敛止血之品清热解毒，凉血止血，后进以滋补肝肾，益气养阴。而犀角一药，《雷公炮制药性解》曰："犀角苦、寒，本入心家泻火，又入肝脏者，盖以火不妄炎，则金能制木也。"可入心营血分，治疗血热妄行之出血证。

内热气逆鼻衄案

加味犀角地黄汤，此予治淑春园听事人张姓鼻衄之方也。伊初觉内热气逆，后鼻中流血，竟日不止。予用此汤，服一剂血止，二剂而愈。

加味犀角地黄汤方：

犀角二钱，镑　大生地三钱　当归二钱，酒洗　白芍二钱，生　丹皮二钱

黄芩二钱，酒炒　栀子二钱，炒　枳壳二钱，麸炒　花粉二钱

　　煎出兑藕汁一酒钟和服。　（《鲁峰医案》）

【评议】血热上行，伤及鼻络，鼻衄不止。方用犀角地黄汤合黄芩、当归、栀子、枳壳、花粉清热凉血，降气止血，再加"止血不留瘀"的藕汁和服，一剂血止，二剂而愈。

面青肢冷便血厥脱案

　　萧万舆治陈克元，年二十八，元气虚寒，面青白，肢体频冷，呕痰饱胀，小便清利，患大便下血，数月不出，脉沉伏如无，重按着骨，方见蠕动。曰：脉症相符，此脏气虚寒血脱也。以十全大补汤去川芎、白芍，加熟附子、炮姜，少佐升麻，服四剂，便血顿止。若以此属热，妄投寒剂，必无生矣。　（《续名医类案》）

【评议】阳虚便血，症见面青白、肢体冷、小便清、脉沉伏如无等，均为虚寒血脱之候。十全大补汤温补气血，加熟附子、炮姜温补散寒，少佐升麻升举阳气，共奏温元摄血之功。若无痛症，可去川芎、白芍。

沉香末治便血案

　　蒋仲芳治周忠介公孙女，年七八岁，大便下血不止。有用黄连、犀角者，有用人参、阿胶者，俱不效。诊得气口沉紧，服末子三进而血止。问故，曰：人但知脾虚不能摄血，不知饮食伤脾，亦不摄血。今用消导之剂，食去则脾气复，而血自摄，焉得不愈？其末子，即沉香末也。　（《续名医类案》）

【评议】便血不止，从清血热论治，不治；从补气血论治，不效。然治下焦病，用本药不愈者，须从上治之。诊得气口沉紧，沉紧则有实之邪郁闭在里，胃肠饮食积滞，伤及肠道血络。此宜行气导滞消食，沉香末子正有此功。

阴虚受暑血热鼻中出血案

予族中熙斋之女，年十四岁，秋间病寒热，日发一次，至热剧时，则鼻中出血，有如泉涌，顷刻盈盏，色鲜紫而厚，日三四次不等。初则有寒有热，继则纯热无寒。热乃不退，精神疲惫，心中烦闷，头眩眼花，身疼不能起床。病者日夕思余一诊，虽死亦心服矣。予闻而怜其幼失怙恃，急往诊之。其脉则左手浮洪而数，按之则弦，右手则浮数而弱。予曰：尔以阴虚之体而受暑，热既重，陷入血分，致有此候。尔无恐，两剂可愈。用鲜生地、麦冬、元参、鲜青蒿、鲜泽兰叶各三钱，茜根、桃仁、赤芍、侧柏叶各一钱，茅草根一撮，鲜荷叶一个。煎出，调益元散五钱，与服。一剂便热减血缓，两剂便愈。后为调理而痊。　（《崇实堂医案》）

【评议】阴虚之体，暑热入血分，迫血妄行，发为鼻衄。暑热出血治宜清暑热而不伤津气，止血而不留瘀。方用鲜生地、麦冬、玄参等滋阴清热，鲜青蒿、鲜泽兰叶、鲜荷叶、益元散等解暑益气，茜根、桃仁、赤芍、侧柏叶、茅草根凉血止血。处方中的鲜品清暑凉血，是其用药特色。

犀角地黄汤化裁治血热妄行案

肝肾络伤，血证大作，连日不止，身灼热而脉促数。危险之候也。

犀角尖　牡丹皮　麦冬肉　肥知母　橘白　茅根　小生地　京玄参
炙紫菀　怀牛膝　藕汁　（《龢山草堂医案》）

【评议】本例血证，乃热邪积盛，迫血妄行所致，故用犀角地黄汤清热凉血为主方，加入玄参、麦冬生津养液，怀牛膝引血下行。观方中有知母、紫菀、橘白、藕汁、茅根等味，功在清肺化痰、凉血止血，其出血当在于肺，属咯血、咳血无疑。"身灼热而脉促数"，显系正不胜邪之危候，急需救治。

感热误用温散斑色变绀案

姚禄皆在金陵，适遇大水，继而回杭，途次酷热患感。顾某诊为湿邪，与桂枝、葛根药三帖，病乃剧。赵笛楼知其误治，连用清解，因见蓝斑，不肯承手。迨孟英视之，脉细数而体瘦，平昔阴亏，热邪藉风药而披猖，营液得温燥而干涸，斑色既绀，危险万分。勉投大剂石膏、知母、白薇、栀子、青蒿、丹皮、竹叶、竹沥、童溲之药，调以神犀丹。三服大解下如胶漆，斑色渐退，而昏狂遗溺，大渴不已，仍与前方，调以紫雪，数剂热退神清，而言出无伦，犹如梦呓，或虑其成癫。孟英曰：痰留包络也。与犀角、菖蒲、元参、鳖甲、花粉、竹茹、黄连、生地、木通、甘草为方，调以真珠、牛黄，始得渐安。改授存阴，调理而愈。　（《王氏医案续编》）

【评议】温病发斑，多见于热毒壅盛之极期。如《千金方》云："红赤者为胃热，紫赤者为热甚，紫黑者为胃烂也。"清代程钟龄言："热毒蕴结，发为斑疹。"章虚谷指出："火不郁，不成斑疹。"此案外感热邪后误用温散，以致热邪鸱张，斑色变绀，症势危重。故王氏予大剂寒凉清热之品，药后大便如胶漆，乃热邪从下而出也。之后，予清热化痰之药涤除包络之留痰，养阴之剂调理善后。

冬温化燥动血急宜救液存阴案

景氏　冬温挟虚，灼热咳嗽，因误治邪陷营分，便血甚多，阴液内涸，舌黑齿焦，神机不发，脉左虚数，右浮疾，耳聋目瞑，颊红，遗溺失禁，此阴欲竭而孤阳浮也。急救液以存阴，用生地黄、犀角汁、五味子、阿胶、沙参、麦门冬、石斛、鸡子黄。三服能呻吟转侧，第脉虚全不受按。去犀角，加洋参、茯神、枣仁、白芍药。再服舌润神清，不饥不食，此上脘热痰结也，再加川贝、蒌霜，嗣因肺虚，气不化液。用复脉汤去姜、桂、麻仁，加归、芍，浊痰降，大便得行，脉匀有神而纳谷颇少，此脾阳困而未苏也。改用潞参、茯神、炙草、白术、谷芽、归、芍、莲、枣而食进。（《类证治裁》）

【评议】冬温挟虚，灼热咳嗽，因误治邪陷营分，津液亏竭与出血并见，热邪化燥，热入营血而血热妄行，当急以救液存阴，投以生地、犀角、五味子、阿胶、沙参、麦冬、石斛、鸡子黄等一派清热滋阴、凉血养血之品。脉复症减之后，乃对证治之。

妇人热甚血崩案

戴氏妇，年五十六岁，仲冬患感，初服杨某归、柴、丹参药一剂，继服朱某干姜、苍术、厚朴药五剂，遂崩血一阵。谓其热入血室，不可治矣。眉批：即热入血室，亦岂不可治之证？可见此人并不知热入血室为何病，第妄指其名耳！始延孟英诊之。脉形空软促数，苔黑舌绛，足冷而强，息微善笑，询其汛断逾十载。曰：冬温失于清解，营血暴脱于下，岂可与热入血室同年而语耶! 必由误服热药所致,因检所服各方而叹曰:小柴胡汤与冬温何涉? 即以伤寒论,亦不能初感即投,况以丹参代人参,尤为悖谬。夫人参补气,丹参行血,主治天渊,不论风寒暑湿各气初感,皆禁用血药,为其早用反致引邪深入也。既引而入,再误于辛热燥烈之数投,焉得不将其仅存无几之血,逼迫而使之尽脱于下乎? 女人以血为主,天癸既绝,无病者尚不宜有所漏泄,况温邪方炽,而阴从下脱,可不畏哉! 病家再四求治。孟英与西洋参、苁蓉、生地、犀角、石斛、生芍、银花、知母、麦冬、甘草、蔗浆、童溺。两剂,足温舌润,得解酱粪,脉数渐减而软益甚,乃去犀角,加高丽参。数帖脉渐和,热退进粥,随以调补,幸得向安。(《王氏医案续编》)

【评议】妇人因冬温热邪炽盛,破血下行,此病发于冬季,易误诊为伤寒,予以辛散升发之柴胡,更甚干姜、苍术、厚朴等辛热燥烈之品,无异于负薪救火。此案妇人因误投燥热,冬温未解,且热入营血,迫血妄行,以致"崩血",投以犀角、银花等清热凉营,西洋参、生地、芍药、知母、麦冬等滋阴生津。营热散,气阴复,可解"阴从下脱"之危。

内真寒外假热血崩案

乾内钱氏,年五十岁,辛丑患崩,诸药罔效,壬寅八月,身热肢痛,头晕涕出,吐痰少食。众作火治,转炽绝粒,数日淹淹伏枕,仅存呼吸。兄方浙归,诊之,谓脾胃虚寒,用八味丸料一剂,使急煎服。然胃虚久,始下咽,翌早遂索粥数匙。再剂,食倍热减痛止,兼服八味丸良愈。癸卯秋,因劳役忧怒,甲辰春夏崩复作,六月二十日,胸饱发热,脊痛,腰不可转,神气怫郁。或作内伤,或作中暑,崩水沸腾,兼以便血,烦渴引饮,粒米不进,至七月十三日,昼夜晕愦,时作时止,计无所出。仍屈兄诊之，脉洪无伦，按之微弱，此无根之火，内真寒而外假热也。以十全大补加附子一剂，晕止，食粥三四匙，崩血渐减，日服八味丸，始得痊愈。乾山妻两构危疾，命悬须臾，荷兄远救，诚解倒悬之急。处方神良，知无出此。野人怀恩，姑俟后日玉环之报云尔。嘉靖甲辰季秋表弟方乾顿首拜书。（《女科撮要》）

【评议】血大至曰崩，此是急证。此妇患崩，身热体痛、吐痰少食，众作火治，过服寒药，脾胃久虚，转炽绝谷。薛氏立斋予八味丸后，食倍热减痛止而愈。次年劳忧，致崩复发，胸饱发热、神气怫郁、崩水沸腾、昏愦时作，多治不效。唯薛氏凭脉洪无伦，按之微弱，认定此为无根之火，乃内虚寒而外假热也，以十全大补加附子崩减，日服八味丸而愈。如此复杂病情，辨证一寒一热，大相径庭；投剂一凉一温，判若天壤，其成败之关键，全在识得其中寒热真假，仰仗于医者之学识与经验耳。

食滞血崩治验案

王汝言治一妇，患胎漏，忽血崩甚晕去，服童便而醒，少顷复晕，急服荆芥，随醒随晕，服止血止晕之药不效，忽又呕吐。王以其童便药汁满于胸膈也，即以手探吐之，末后吐出饮食及菜碗许。询之，曰：适饭后着恼，少顷遂崩不止。因悟曰：因饱食，胃气不行，故崩甚。血既大崩，胃气益虚而不能运化，宜乎崩晕不止而血药无效也，急宜调理脾胃。遂用白术五钱，陈皮、麦芽各二钱，煎，一服晕止，再服崩止。遂专理脾胃，药服十数服，胃气始还，后加血药服之而安。若不审知食滞，而专用血崩血晕之药，岂不误哉？（《名医类案》）

【评议】饱食着恼，少顷遂崩，奈前医不知因病而下血，不治其病，徒涩其血，胃气益虚而不能运化，崩晕不止而血药无效。王氏汝言视之，急调脾胃，一服晕止，再服崩止，不日而安。此案读之，大为折服，辨证精准，轻药愈病，洵非老手不办。

年老血崩气血两虚挟痰挟瘀治案

一老妇血崩不止，滔滔不绝，满床皆血，伏枕三月矣，腹满如孕。作虚挟痰积污血治之，用四物四两，参、术各一两，甘草五钱以治虚，香附三两，半夏半两，茯苓、陈皮、枳实、缩砂、元胡各一两以破痰积污血，分二十帖，每帖煎干荷叶、侧柏叶汤，再煎服之，服尽良愈，不复发。（《名医类案》）

【评议】此证甚危，此方甚巧。气血两虚挟痰挟瘀，若用八珍而不加破痰祛瘀则必不应，用破痰祛瘀而不合补虚则亦不效。若非细心审视，认证精确，极易误诊误治。

气虚血热标本兼顾治崩案

倪少南内人，行经如崩，势不可遏，头晕眼花，脉右寸极软弱，左近快，此气虚血热之候，由气虚而血不固也。仲景云：血脱益气。特用人参、黄芪各三钱，白术二钱，粉草五分，荆芥穗、蒲黄、侧柏叶、姜炭各一钱，三帖全瘳。（《孙文垣医案》）

【评议】气虚血热不能摄血之崩漏，非实证之迫血妄行之出血可比。此证单用止血而血必不能止，非培补脾土血不能摄，案中人参、黄芪、白术、甘草培中补气乃固其本，荆芥穗、蒲黄、侧柏叶、姜炭止血凉血以治其标，服之良效立见，可见孙氏处方用药之精妙，足资借鉴。

血崩屡补治验案

长兴王笠云尊堂，年四十九岁，经事已止半载，一日忽然暴至，血流不止。予偶在姚家，笠云相延，比至，已昏晕不省人事，手足厥逆。诊其脉，两手沉微如丝，急以八物汤，加附子、姜炭煎灌之，时余方醒，连服二大剂，血止十之七八，又相继服至十剂，六昼夜方止。数月后，血崩又大作，亦昏晕，彼处医家以犀角地黄汤加藕节、阿胶之类不止，又延予。诊其脉仍沉弱，以附子、干姜、鹿茸俱烧存性，同釜底墨，酒调服之，其血即止，后以六味地黄丸加四物料，服约三斤，一年不发。次年八月，又暴至，昏晕比前更久，予又偶在雉城，急来相延。予诊之，两手亦复如是，仍以大剂八物汤加附子，连服二剂，自日晡昏晕至黄昏而气未苏，观者以为必死，予屡进诊之，决其必苏。盖气血暴脱，一时补剂，未能与胃气相迎耳。笠云私延彼处医家诊视，投以牛黄丸，至半夜人事稍省，而血尚未止。明早，予不知其另延医治之故，诊视后，仍剉八物汤，少加姜、附二帖。而彼医适至，云昨夜之苏，乃牛黄丸之功，公实不知也。向因屡服参、附，以致血崩屡发，今人事既省，断宜以顺气行瘀，去其发病之根，岂可复蹈前辙？予曰：昨早投大补之药，即不服牛黄丸，亦苏。此等脉症，急宜续投参、芪，少缓恐成不救，岂可更以他药乎？笠云犹豫，而素重予之家学，姑从予言，彼医怫然而去，曰：读父书而坑赵卒，天下每多此人。予令先服煎剂，随照前制附子等味存性，午后人事更爽，食粥，晚服末药一服，夜间血得少止。明日，又汤散并投，血竟不来。予留前汤十帖而归，十日后，笠云出谢，饮食身体已复元矣。

陆圌生曰：妇人血不止谓之崩，崩者取象于山，土虚不固，然后山崩，未有土实而反崩者。人身气血，相依而生，血之崩也，由气虚不能摄血，以致不归经而妄走，非峻补其气，能保其不复发乎？此等治法，人亦有知之者，第当垂绝，而决其必生，既苏而复投以温补，皆家传之确见也。（《陆氏三世医验》）

【评议】妇人初发血崩，症见昏晕不省人事、手足厥逆，其发病之暴，出血之多，已可想见，此即现代医学所谓"失血性休克"也。危急之际，理当功专力宏之参附姜炭，壮气摄血以回阳固脱。其后血崩屡发屡补获验，足证其病理症结在于阳虚气衰，摄血无权。盖血崩而致昏晕者，则血已尽去，仅存一线之气，非峻补其气以生其血，断难克奏肤功。况黑姜引血归经，具补中又有收敛之妙，用之甚妙。

又，案末陆闇生之评极是，足资参考。

血病治气止崩案

一妇人患崩，昼夜十数次，每次去血升余，用止血药血愈甚，卧床月余，羸瘦食少，面青爪黑，气促痰喘，请予诊治。诊得心脉平和，肝脉弦大，时一结，肺脉沉而大，且有力，脾胃脉沉涩，两尺沉而无力。予曰：此气郁证也。询之，果未病数日前，进午餐，因小婢忤意发怒，遂构此疾。随以四神散与之。服药半盂，未及一时，顿觉神爽，诸病减半，举家欣跃。予曰：未也，明日子时分，指甲变桃红色，方可救。至期甲色果红。予复诊之，左三部如前，肺脉微起，脾胃虽沉缓而不涩，二尺照旧。予谓其家曰：午时血当大崩，毋得惊惶，以骇病者。至期果然，下紫黑血块，寸许大者数枚，自此遂止。后用壮真五和丸，调理月余全愈。次年六月，生一子。或问曰：崩，血证也。诸用血药不效，公用气药，而诸证顿除者，何也？予曰：崩虽在血，其源在气，书有曰：气如橐籥，血如波澜，决之东流则东，决之西流则西，气有一息不运，则血有一息不行，欲治其血，先调其气。或曰：血病治气，理固明矣。尝见有调气而血疾不愈者，有不调气而治血亦愈者，又何也？予曰：所因有不同耳。有因血而病气者，有因气而病血者，能以脉证辨之，而治法之先后定矣。且如人有禀来血弱者，有偶伤力而失血者。假使血虚气必盛，阴虚火必炽，其证咳血、咯血、便血、口渴、日晡潮热、五心烦热，甚则咽喉肿痛，变证百出，此因血而气病者也。此皆以血为主，治以养阴退火，滋阴降火之剂，而以气药兼之，斯不调气而血亦愈矣。此证右肺主气，时值正秋，金气当令，脉宜浮短，今反沉大，失其令矣。书有云：下手脉沉，便知是气。大者，火也，气有余即是火。沉而兼大，是气郁而不运也。况肝木至秋，脉当微弱，兹反弦大而结，肝木结者，血积于内也。此病原因，怒气伤肝，肝火郁结，血不归经而妄行耳。兹非因气而病血者乎？惟其所因在气，此予以治气为先也。或曰：指甲已黑矣，君断子时当变红，血已止矣，君断午时复来，何也？予曰：此正阴阳生长之妙也。盖血活则红，血凝则黑，爪甲黑者，血凝而不散也。今用药以行其气，至子时一阳初动，气行则血行，肝血一行，其血即活，故黑甲变而红矣。至午时，一阴复生，肝乃乙木，乙木生于午，肝气得令，其邪不能容，故积血于此时尽出，积出则源洁，源洁则流清，气运血行，循环经络，而病已矣。或曰：四神散，不过数味常药而已，何功之奇如此？予曰：药不在多，贵用之得其宜耳。此方香附能行气，以之为君。乌药助香附行气，以之为臣。苏梗通十二经之关窍；白芷化腐血生新血，用之为佐。当归引气入心，而生新血，抚芎引气入肝，舒肝之郁而去旧纳新；神曲引气入脾，畅脾结而统新血；白术健脾胃而和中气，用之为使。以行气药为主，活血药辅之，此治血先调气之法也。（《易氏医按》）

【评议】本案乃气郁血崩案，易思兰氏方用行气活血之四神散，标本同治，用药周全，面面俱到，实属对症之治。许叔微曰："女人因气不先理，然后血脉不顺，生崩带诸证。香附是妇人仙药，醋炒为末，久服为佳。"此理气专主怒气郁气伤肝，故用香附理气以和肝。《易氏医按》载四神散原方用量如下：香附一钱，乌药一钱，苏梗五分，甘草三分，抚芎三分，白芷五分，加当归二分、白术三分、神曲三分。水煎服。其方解自注颇详，颇能开人思路，实堪效法。

案中"有因血而病气者，有因气而病血者，能以脉症辨之，而治法之先后定矣""药不在多，贵用之得其宜耳"等语，对临床颇有指导作用。

归脾汤益气补血养心健脾治崩案

大场张公享内正，年逾四旬，伤子悲，崩涌如泉。用四物胶艾或增棕榈棉灰毫不可遏。医颇明义理，谓阳生阴长，无阳则阴不能生。用补中益气以调脾培本，势虽稍缓，然半载以来仍数日一崩，大如拳块，彻夜不卧，胸膈胀满，势甚危殆。邀予诊视，面色青黄，唇爪失泽，四肢麻木，遍体酸疼，六脉芤虚，时或见涩，此病久生郁，大虚挟寒之象。夫脾喜歌乐而恶忧思，喜温燥而恶寒湿。若投胶艾止涩之剂，则隧道壅塞而郁结作矣。若专用升柴提举之法，则元气衰耗而生发无由也。乃以归脾汤加益智、炮姜，大剂，与服四帖而势缓，便能夜寐，胸膈顿宽，饮食增进。调理两月天癸始正，记前后服人参十六斤，贫者奈何。　（《旧德堂医案》）

【评议】本例初见伤子悲切，崩涌如泉，四物胶艾合棕榈补血止血似可用之，然药后毫不可遏，后以补中益气汤调脾培中，势虽稍缓，症仍反复，说明未能切中病理症结。李用粹氏（《旧德堂医案》作者）审其脉症，认为此乃病久生郁，大虚挟寒之象。虑脾喜乐恶忧，喜燥恶寒，而胶艾过涩，升柴过散，予归脾汤养心与健脾相融，益气与补血共进而获效。

古稀之年血行如崩治案

魏玉横曰：刘氏媪，年七十，病血行如壮年月事，久之，淋漓不断两月余，耳鸣心跳，头晕目眩，恶食罕眠，奄奄就毙。医者不一，有与归脾、补中者，六味、四物者，十全、八珍者，诸治未为无见。然服归脾、补中，则上膈胀而面肿，似不宜于补气；服六味、四物，则少腹胀而足肿，似不宜于补血；服八珍、十全，则中脘胀而气急，似气血兼补又不宜。延诊，先告以不宜用补，以症皆缘补而增也。脉之，沉小而涩，两关尤甚，且无神，曰：此肝脾两伤之候也。以七旬之年，两月之病，非补何以能瘳？第余之补，异乎人之补，无虑也。与熟地二两，以一两炒炭，杞子一两，白芍炒、枣仁炒各五钱，酒连三分，四剂而淋漓止。去连四剂，而肿胀消，诸症亦愈。 （《续名医类案》）

【评议】是患古稀之年，血行如崩，淋漓两月，可知病情非缓。其症见耳鸣心跳、头晕目眩、恶食罕眠、奄奄就毙，大有崩决而坠之象，医者莫不谓虚损耳。然归脾、补中补气，六味、四物补血，八珍、十全气血兼补，诸症缘补而增，变症种种，多治未效。魏玉横氏诊之，触脉沉小而涩，两关尤甚且无神，认定肝脾两伤也，告以不宜用补。然七旬之年，两月之病，非补何以能瘳？魏氏疏方大剂熟地，辅以杞子、白芍、枣仁、酒连，自称"第余之补，异乎人之补"，四剂而淋漓即止，可谓不补气血，补之肝肾，重在收敛以利其"藏"，于补阴之中行止崩之法，标本兼治，药中病机，故见捷效。

引火归源法治上假热下真寒吐血案

辛卯春，余客济南，有孙某患病月余，目赤唇裂，喉痛舌刺，吐血盈碗，症势颇危，前医用清火解毒之味，盖闻其人好服丹石，以为药毒迅发故也。迭饮不效，来延余诊。余切其脉，浮举似洪，沉按则细，知是命火外灾，无所归宿所致。用引火归原法，桂附八味丸加人参、牛膝为方，投剂辄应，数服而愈。　（《诊余举隅录》）

【评议】目赤唇裂、喉痛舌刺、吐血盈碗，一派火热之象，惟脉浮举似洪，沉按则细，据此医者断为外假热而内真寒，系下焦虚寒，格阳于上使然。用桂附八味引火归原而辄效，此属凭脉辨证的案例。

痧　症　案

痧症是指感受时令，秽浊不正之气，而见突然身体寒热，头晕、头痛，脘腹胀闷、绞痛，欲吐不吐，欲泻不泻，四肢挛急，甚则昏厥，唇甲青紫，或于肘窝、腘窝、胫前两旁常见青紫痧筋为临床特征的一种内科急症，多见于夏暑季节，具有症情复杂、传变迅速、病势危重的特点。因此，临床治疗时应抓住上述辨证要点，详察脉症，方能取效。兹举例予以评议。

刺法放血治痧症危急案

曾治长邑县令曹秉让来郡，患遍身肿胀，势在危急，吴友迫视。见其手足俱肿，将逮胸腹，诊之脉微如丝，视腿湾十指，青筋交现。命刺之出紫黑毒血，乃命冷服宝花散及桃仁红花汤，肿痛消而回县。（《齐氏医案》）

【评议】痧症多因感受时气，使气机闭塞，经络气血运行不畅所致。此案患者四肢肿胀、青筋交现，病势危急。治疗先以针刺放血之法急救，后服宝花散、桃仁红花汤行气活血，解表散风，则肿痛自消。其诊疗的关键在于急刺出血，血出则闭可立通，迅速而愈，民间治痧，多用刺法放血，颇有特色。

痧症发热口渴神昏救治案

曾治泸阳汤时顺，首夏忽发热口渴，昏迷不醒，两目上翻。延余诊之，六脉微细而伏。先与宝花散调砂仁汤冷服而苏，扶起放痧，出紫黑毒血。继与救苦丹及大黄细辛丸调砂仁汤，稍冷服，又与防风散痧汤加金银花、丹参、山楂、莱菔子而安。　（《齐氏医案》）

【评议】患者首夏伤暑，暑热之邪传变迅速，内陷心包，故见发热口渴、昏迷不醒、两目上翻等症状。痧毒阻抑脉络，故诊其脉微细而伏。对此危重症的治疗，先予宝花散、砂仁汤芳香化浊，清热解毒，理气解郁，再配合放痧法，疏经活络，调和气血，使邪有去路，两者结合起到急救复苏之效。后以救苦丹、大黄细辛丸、防风散痧汤加金银花、丹参等药，众药合用，泻热通腑，祛风解表，行血活血，诸证可除。且案中提及药物应冷服，此乃痧者，热毒也，最忌热酒热汤米食之故。对于现代临床诊治痧症，或急性热病具有一定的参考价值，值得借鉴。

暑热秽气触犯心君昏迷痧症案

曾治长邑明经邓庚兄来寓谒见，发晕昏迷。余即诊之，两寸芤而散，余脉如常，重按歇指。此暑热秽气触犯心君。先与宝花散、薄荷汤，继与藿香汤冷服，觉醒扶起，速刺腿湾三针，用沉香阿魏丸、薄荷汤微冷饮之。稍愈，用四物汤调理而痊。　（《齐氏医案》）

【评议】患者因感暑热秽气，邪热内陷心包，气血逆乱致发晕昏迷等症，此类急症，首先应以开闭通窍，令人复苏为紧要。此案中以宝花散、薄荷汤、藿香汤等冷服，并同时速刺腿弯以放痧祛邪，急救复苏。后以四物汤补血和血，调经化瘀，气血通畅，诸证自解。

痧胀烦闷神昏刺血服药兼治案

曾治泸阳周长庚，忽患痧胀，心中烦闷，昏昏不言。延予诊之，左脉有力，右脉沉微。余曰：怒气伤肝，痧气阻塞肝经。刺腿湾紫筋三针，血流如注。又刺顶心、臂、指二十余针，乃与三香散、陈皮厚朴汤加元胡、香附，微温饮之而愈。（《齐氏医案》）

【评议】本例痧胀，症情非轻，幸得力于针刺放痧，邪有出路，其病乃愈。刮痧、刺血等外治法治疗痧症，民间多用之，堪称是一种独特的疗法，很值得传承。

痧症六脉俱伏刺百会痧筋案

右陶治张显如，患头痛发晕沉重，六脉俱伏。刺颠顶百会穴一针，余痧筋俱刺，少苏。复诊其脉，沉实而上鱼际，用清气化痰饮，冷服而安。（《齐氏医案》）

【评议】又是一例用刺法得效的痧症验案。值得注意的是，痧症其脉多沉伏，与阴证脉相似。《医述》曰："余尝见有沉微或伏之脉，一似直中三阴，设外证稍有不合，即取痧筋验之，有则为痧，无为阴证，施治用药，庶乎不失。"由此可见，临床诊治中需仔细辨别脉象，观察体征，以防止误治，贻误病情。

痧毒夹食滞案

治牛四美，患胸腹迷闷，作苦之极，自谓死无所逃，举室惶惶，迫予诊治。按之右脉俱伏，左脉洪大无伦。即放指头痧二十余针，遂与白矾汤冷饮二碗，吐去新食。继与蒲黄饮去姜黄，加莱菔子，微冷饮之而愈。（《齐氏医案》）

【评议】本案系痧毒夹食滞为患的极重之证，以针刺指头二十余针以放痧毒，配合白矾汤吐去新食，双管齐下，使危证得以转机。此等治法，充分发挥了中医的特色疗法，发人深省。

刮痧治暑月吐泻腹中绞痛案

曾治曾荣先，暑月吐泻，腹中绞痛。余令刮痧，其痛即止。但两臂红肿而痒，遂与香薷饮服之，一剂而肿消矣。 （《齐氏医案》）

【评议】夏月感受暑湿秽浊之气，易发为痧症，出现或吐或泻，腹中绞痛等症状。先行刮痧解毒祛邪，行气止痛。然痛虽止，湿热未解，故患者两臂红肿而痒，继服香薷饮祛暑清热，化湿解毒。盖痧症多起病急，易传变，因此在施治时多采用"急则治其标"，后以汤药缓治其本，对于其他急症的治疗，也值得借鉴。

沙毒伏邪交并为患案

沙毒、伏邪交并，连进附子理中，吐泻虽止，肢冷虽和，伏脉虽起，反觉心胸热炽，渴欲冷饮，烦乱不安，用扇扇胸则定。乃伏邪乘沙毒新解，变幻非常，慎防发痉。

黑山栀　川黄柏　黄芩　川黄连　制大黄　元明粉　生甘草

昨服调胃承气合黄连解毒，诸症如失，尚宜和胃。

云茯苓　炙甘草　法制半夏　福橘皮　白豆蔻　小青皮　生熟谷芽

六和神曲　（《问斋医案》）

【评议】本案从先后处方用药来看，当属先寒后热之证。先寒系指痧毒直犯足太阴、少阴而致吐泻，故用附子理中汤得效；后热是指伏邪（潜伏体内之热邪）乘机引发而出现心胸热炽、渴欲冷饮、烦乱不安等症，故改用黄连解毒汤合用调味承气汤直清里热，通腑泻实，药后诸症若失。足见辨证切中肯綮，治疗先后有序，宜取其效也。

刮背治发痧危急重症案

发痧一症，最为险恶，往往气闭而死。意余在秀山时，兵丁姚连科，随余赴乡公干，因行路热极，过溪洗澡，阳为阴掩，闭其汗窍，晚间陡患腹痛，当时面白唇青，四肢冰冷，人事不知。余当令用碗口蘸油刮背，由上而下，刮至数十，背现青紫，始能呻吟。随用姜汤灌下，得苏，服散寒温中之剂而愈。该处之民，不知此法，深为诧异，云：我地得此病者甚多，不知有刮背之法，无可解救，因此殒命。余晓之曰：人之五脏，皆系于背，刮背邪从窍出，见效甚速，斯时气闭，药不能下咽，非此莫救，众可识之。再者如系中暑不用姜汤，先刮背脊，用生白矾一钱，阴阳水兑服，行路之人，随带身旁，胜如仙丹。余屡次治验，并记之。　（《温氏医案》）

【评议】患者因热极贪凉，阳为阴掩，致使阳气郁闭于内，格阴于外，出现面白唇青、四肢冰冷等症。温氏令其行刮背之法，病情遂化险为夷。案中谓："人之五脏皆系于背，刮背邪从窍出，见效甚速。"指出了刮背的作用机理。盖心俞、肺俞、脾俞、肝俞、肾俞皆在背部，故刮背能使五脏之邪有出路，是以奏效迅捷。刮痧简单有效，亦可用于中暑等其他急症。

内热外暑胶结而成险恶痧症案

秀才尤小亭之四令弟，夏患温病，头痛身痛，发热无汗，口渴而不欲饮，大便略通，小便黄少，两脉俱弦数，两尺洪实，舌本淡紫无苔。余曰：此伏邪症也。病不易透，势难遽解，毋望速效，幸耐之。为用辛凉清热之剂，以透其邪。连服四帖，脉已渐平，已有解势。第六日申刻，予往复诊，见其面色大变，皮肤僵硬，四肢冰冷，卧床烦躁，反覆辗转，而人事不知，百呼莫应，两脉则沉小而疾。余思此病，不应有此变局，实因天时亢热，所居房屋狭小，内热外暑两相胶结，成此危险之痧症。夫人身津管血管通行周身，而津血之中俱有咸味，则俱有卤气，故汗与小便其味皆咸是其征也。若经气隧道为暑邪壅闭，阳气郁而成火，煎熬津血，其中卤气结为砂子，塞于管内，则周身气血不行，故肢厥身冷，色变肉僵。心主血脉，血结为沙，则心血阻滞，神不安舍，故痧症无不烦躁者。重则昏迷，轻则清醒，故针刺透其络气可愈也。芳香开其心窍，亦可愈也。冬季寒气闭窍，亦成痧症，但治之稍异耳。今此病伏热未解，加之外暑逼迫，焉得不成极重之痧症。令先召康老针刺出血，吾急取药磨汁以灌。两时许人事大清，气平安静，又得大便一次，去积垢甚多。明日热势复炽，脉仍弦数浮起，为用甘寒重剂，两帖而愈。吾见痧症极多，时医讳言之，不知何故。因此伤身者不可胜纪，病家志之。（《崇实堂医案》）

【评议】患者夏患温病，服辛凉清热之剂后，已有缓解。但因天时亢热，内热外暑两相胶结，而成危重之痧症。痧毒壅塞气血，暑热之邪内闭清窍，而见肢厥身冷、色变肉僵、人事不知等症。针刺出血则痧毒得泄，大便积垢得去，则热势得解，后服甘寒重剂清泻余热，则其病向愈。此案详述了痧症的病因、病机及传变，辨证施治，理法方药明确，值得效法。

红痧神昏重症内外兼治案

红痧危症　昏不知人

甲寅春，同乡寻管香太史，在文昌馆作团拜，申未之交忽患身疼，众以为坐久而倦也，嘱之少息。晚餐初上，竟命驾归矣。次早张太常炳堂，专车迎余，问何为？曰：管香病笃，危在倾刻。其纪纲乃多年旧人，涕泣长跪，求余救主人之命，余曰：昨在会中尚同席，何至如是？因系心腹交，不暇栉沐，而往视之。四肢椎床，昏不知人，提腕诊脉，无一丝可见；按太溪，则沸如涌泉，心头突突乱动。余曰：此红痧也，症虽危，却无碍。乃刺其委中、尺泽，出黑血半盏，神气稍定。急进柴葛解肌汤灌之，因嘱众人勿动，后半日当有红紫点发于肢体，晚再进一剂，明早当再来也。越日往视，炳堂太常迎门云：君言果验，此时紫斑夹痧而发，遍身如涂，而心地清明，约无害也，已进粥矣。余惊曰：谁使食粥！痧最恶粥，恐增剧也。炳堂又惶恐自怨。逮余入，又手足乱动，烦闷颠倒矣。急取麦芽汤灌之，始少安。晚以犀角地黄汤解其热，又以小陷胸汤解其烦，越五日而病安。惟余热未清，身如束缚。余曰：血热伤阴，固应尔尔。命服滋补之剂，

半月而后，安然如常矣。（《醉花窗医案》）

【评议】查考中医古代文献，痧症的治法大致有三，一为外治法，即刮、刺放痧法；二为内治法，即辨证论治内服汤药法；三为内外兼治法。本例属内外兼治得愈案。委中、尺泽系针刺放痧的要穴，柴葛解肌汤、犀角地黄汤、小陷胸汤乃据证而投剂。患者危症初愈，食粥而复发，类似于"食复"。至于"痧最恶粥"，原因尚不得而知，有待探究，可备临床参考。

针刮药三管齐下治痧胀案

江宁布政使黄花农之子桂卿，患痧胀，发热凛寒，头晕作恶，胸脘胀满，头面胸背手足发麻，竟有命在顷刻之势。余诊其六脉沉伏，此邪挟浊秽，遏抑气机，气道不通，血肉皆死。先刺少商穴两针，委中穴两针。用青钱着菜油刮颈项胸背，纹色紫黑，发麻稍定。方用香豆豉三钱，薄荷叶一钱，冬桑叶钱半，净银花三钱，象贝母三钱，大杏仁三钱，冬瓜子四钱，川通草五分，鲜竹茹一钱，鲜芦根二两。服一剂，即汗出热退而愈。（《孟河费绳甫先生医案》）

【评议】患者因痧气遏抑于肌表，气机阻滞，而见发热凛寒、头晕作恶、胸脘胀满等症。治疗先针刺少商、委中以泄痧毒，并刮颈项胸背疏通经络，再以豆豉、薄荷、桑叶、银花等辛凉解表，轻灵透发，以冀温邪透达外散。由此可见，治疗痧症不论虚实、表里，应先以针刺、刮痧等法急救泄毒，再辅以汤药扶正祛邪，临床需注意痧症起病急、传变快的病理特点，及时救治，方能显效。

痛 症 案

疼痛症状，可见于中医多种疾病，如头痛、心痛、胃痛、腹痛、痹证等，其中属急危重症不在少数。结合临床实际，多见于心脑血管系统的痛症如高血压、脑血栓、心肌梗死、心绞痛等，消化系统的痛症如溃疡病、胆囊炎、胆石症、胰腺炎等，故本篇着重辑录类似于上述病症的古代名家医案，以供临床参考。

痰厥头痛案

蔡乐川令眷，患头痛，痛如物破，发根稍动，则痛延满头，晕倒不省人事，逾半时乃苏。遍身亦作疼，胸膈饱闷，饮汤水停膈间不下。先一日吐清水数次，蛔虫三条。原为怒起，今或恶风，或恶热，口或渴，或不渴，大便秘，脉则六部皆滑大有力。予曰：此痰厥头痛症也。先以藿香正气散止其吐，继以牛黄丸、黑虎丹清其人事。头仍疼甚，又以天麻、藁本各三钱，半夏二钱，陈皮、白芷、薄荷、麻黄、生姜、葱白煎服，得少汗而头痛少止。至晚再服之，五更痛止大半，而人事未全清。予谓此中焦痰盛，非下不可。乃用半夏五钱，巴霜一分，面糊为丸，每服三十丸，生姜汤送下。下午大便行三次，皆稠粘痰积也。由此饮食少进，余症瘥可，惟遍身仍略疼。改用二陈汤，加前胡、石膏、藁本、薄荷、枳壳、黄芩、石菖蒲，调理而安。　（《孙文垣医案》）

【评议】痰厥头痛系病证名。其主要临床表现为头痛如破、眩晕、胸闷恶心、呕吐痰涎或清水、不省人事、四肢厥冷。其病机为中焦痰盛，痰浊上逆。本例症状与病机，与此相仿。观其治疗，悉以化痰为主，随证化裁，其间用下法后，泻出"皆稠黏痰积"，足证痰浊为患无疑。临床上治此等症，一般采用半夏白术天麻汤，本案处方用药，有异曲同工之妙，值得参考。

真头痛投参附得救案

吴孚先治一人患头病，痛不可禁，脉短而涩。吴曰：头为诸阳之首，若外邪所乘，脉当浮紧而弦，今反短涩，短则阳脱于上，涩则阴衰于下，更加手足厥冷，名为真头痛，与真心痛无异，法在不治。为猛进参、附，或冀挽回万一。如法治之果愈。　（《续名医类案》）

【评议】本案头痛不可禁，且伴手足厥冷，病非轻浅可知。吴氏凭脉断病，认为系"真头痛"，法不在治。当此紧急关头，吴氏毅然决然地投以参附壮阳之剂，力挽狂澜，竟获痊愈。由是观之，为医者，凡遇到危重病症，切勿退缩，当尽力拯救之，方为医德高尚的大医。

三路解救法治真头痛案

头痛暴发，双目红赤，脑如破裂，是邪已入脑，所谓真头痛是也。症系至险至危，法本不治，幸手足虽寒，尚未至节，速用三路解救法，冀可挽回于万一，急灸百会穴三壮，随吞黑锡丹三钱，再进汤药一剂，方列于后。

川芎八钱　辛夷二钱五分　细辛八分　当归身八钱　蔓荆子二钱

服药后覆被安卧，得微汗乃吉。　（《南雅堂医案》）

【评议】又是一例真头痛患者。病情至"脑如破裂"，乃"至险至危"之证。医者用"三路解救法"，确是别出心裁，用心良苦。灸百会，吞黑锡丹皆是救急之法，唯汤剂用药轻灵，看似寻常，然功专透入脑窍，与上二法配合，相辅相成，奏效益彰。

吴茱萸汤补肝阳治头痛案

钟表匠某姓，患头痛，常以帕缠头，发时气火上冲，痛而欲死。外敷凉药，内服清火顺气之品，可以暂安，旋愈旋发，绵延数年，因与友人修理钟表，病发托其转求诊治。见其痛楚难堪，头面发红，但六脉沉细，左关伏而不见，乃厥阴肝经真阳不足，虚火上泛。用清热顺气，只可暂救燃眉，不能治其根本，是以时发时愈。遂用吴茱萸汤以补肝阳，两剂而愈。迄今数年，并未再发。假寒假热，实难分辨。但治病必求其本，乃可除根耳。　（《温氏医案》）

【评议】本案头痛，"痛而欲死"，症情之危急，可想而知。温氏接诊，脉症合参，断为"厥阴肝经真阳不足，虚火上泛"，可见头面发红，乃是假热之象；六脉沉细，是厥阴阳虚之真相。故用吴茱萸汤温补肝阳而愈。此等寒热真假之证，全凭医者熟谙经典，经验丰富，才能识别真假，投剂准确无误。

心无所养心痛案

一妇人血崩兼心痛三年矣，诸药不应，每痛甚，虚症悉具，面色萎黄。余曰：心主血，盖由去血过多，心无所养，以致作痛，宜用十全大补汤，参、术倍之。三十余剂稍愈，百余剂全愈。　（《校注妇人良方》）

【评议】心痛是胸脘部疼痛的统称，出自《灵枢·经脉》，泛指心脏本身病损所致的一种病证，古人将胃脘痛也称之心痛，需要注意鉴别。真心痛其临床症状为突然发作的胸骨中段之后或胸骨上段压榨性疼痛，可放射至下颌、左肩、左上肢内侧，直至左腕、无名指、小指，也可向下放射至上腹部；有时放射至颈部、咽部等处，常伴有出汗、面色苍白，并被迫停止活动。此外，年轻人在成长过程中，心血管和心肌发育不协调导致的生长痛，一般一个年龄段之后会自然消除疼痛感，故无须担心。陈自明谓："妇人血崩而心痛甚，名曰杀血心痛，由心脾血虚也。"所谓"杀血心痛"，是指妇女因血崩或小产下血过多而出现心痛的病症。此案确属去血过多，心无所养而致心痛。十全大补汤为甘温补养气血之剂，重用参、术为补气健脾，以助生化之源，气血渐充，故厥疾得瘳。

积气丸治心痛案

族侄妇戴氏，两寸脉滑大，两尺沉微，心痛彻背，背痛彻心，甚则必探吐其食乃已。近来每一痛必七日，仅进白水，粒食不能进，进则吐而痛更加，七日后痛渐已。如此者十七年所矣。始则一年两发，又一年六七发。今则一月一发。以积气丸治之，不终剂而断根。　（《孙文垣医案》）

【评议】《金匮要略·胸痹心痛短气病脉证治》篇指出"胸背痛""心痛彻背"是胸痹心痛的主要症状。是患"心痛彻背，背痛彻心"已反复发作十七载，据其脉象两寸滑大，上焦痰饮积滞可知。积气丸出《和剂局方》，由巴豆、桃仁、附子、米醋、大黄、干漆、木香、鳖甲、三棱、肉桂、硇砂、朱砂、麝香等组成，主治痰饮停留，气积不散而致的胸肋支满心腹引痛等症，用于本例，堪称药证相符，自能获效。

怔忡心痛案

一人心疼，昼夜不已，间作怔忡之状。用人参一钱五分，白芍二钱，甘草五分，当归二钱，青皮一钱，白蔻八分，石菖蒲五分，白茯苓一钱，远志五分，炒盐一匙，二服顿瘳。（《东皋草堂医案》）

【评议】心痛时作，兼有心悸怔忡，以方测证，当属气血不足，心失所养，气机不畅，不通则痛引起的心痛怔忡之证。故用人参、当归补养气血，青皮、白蔻疏通气机，白芍、甘草缓急止痛，菖蒲、茯苓、远志宁心定悸。诸药相配，共奏养心止痛定悸之功效。

血瘀心痛案

一妇人，胸连背刺痛，群然以为箭风矣，及切其脉涩，知其有瘀血也。用延胡索、蓬术、五灵脂、草豆蔻、青皮、归须、橘红、枳实、甘草、木香，作散，每服五钱，四日痛止，而左脉大虚，作怔忡之状，此血去无以养心也。又定后方：人参、归身、白术、茯神、枣仁、远志、熟地、甘草、白芍、丹皮、香附，水煎吞。（《东皋草堂医案》）

【评议】胸连背刺痛、痛有定处、脉涩，为血瘀心痛明矣。首方以延胡、蓬术、归须、五灵脂活血祛瘀，配草豆蔻、青皮、橘红、枳实、木香疏通气机，取"气行则血行"之意，共奏行气活血，散瘀止痛之效；痛止乃用调补气血，养心安神以培本。攻补之投，井然有序，实可效法。

积劳损阳心痛案

宋　脉左涩伏，心下痛甚，舌白，不能食谷，下咽阻膈，痛极昏厥。此皆积劳损阳。前者曾下瘀血，延绵经月不止，此为难治。劳伤血滞。

生鹿角　当归须　姜汁　官桂　桃仁　炒半夏　（《临证指南医案》）

【评议】积劳损阳，久病入络而成劳伤血滞之证。《灵枢·卫气失常》云："血气之输，输于诸络，络病日久，营卫失常，气血不定，络道失养。"治以鹿角、当归温通脉络，调和营血；姜汁、官桂温运阳气；桃仁活血化瘀；半夏降气化痰。若下血延绵、经月不止、血虚欲脱，尚需用参附汤益气摄血，温阳固脱，以免不测。

肝郁心痛案

嘉兴五十三　情志内郁，心痛如绞，形瘦液枯，不可气燥热药。

炒桃仁　柏子仁　小胡麻　炒丹皮　延胡索　钩藤钩　（《叶氏医案存真》）

【评议】沈金鳌《杂病源流犀烛·心病源流》认为七情除"喜之气能散外，余皆足令心气郁结而为痛也"。由于肝气通于心气，肝气滞则心气涩，所以七情太过，是引发心痛的常见原因。本案情志内郁，郁而化火，忌用辛燥以防伤阴劫液，治用辛润通络之法。方中炒桃仁、柏子仁、小胡麻等养心补肝润燥，延胡索通络止痛，丹皮、钩藤以清泄肝木之火。

寒积心痛案

刘云密治一女子，值暑月夜间甚凉，患心痛，从右肋下起，至心前歧骨陷处并两乳下俱痛，复连背痛，腰及两膊俱骨缝胀疼。惟右肋并心疼独甚，时作恶心且呕。疑夜眠受凉，寒邪郁遏，气不流畅所致，用散寒行气药不效。又疑寒滞中有郁火，加散郁之品，亦不效，服加味煮黄丸乃顿愈。姜黄三钱半，雄黄三分，乳香三分去油，净巴豆霜八分，共为细末，醋糊为丸如黍米大。虚者七丸，实者十一丸，姜汤送下。《经》云：邪气甚则实。此女体素虚弱，而受寒邪甚则为实。惟此辛热之剂，可以导之。前所用药，虽亦散而不能及病也。其用姜黄、乳香，亦有深意，盖寒伤血故耳。此时珍所谓配合得宜，则罔不奏功。（《续名医类案》）

【评议】寒伤血络，结而成实致心痛，方用加味煮黄丸，功在活血止痛，祛寒逐实，配合得宜，故罔不奏效。但必须寒甚实积，方可用此辛热泻下之剂。考煮黄丸出自《素问病机气宜保命集》，由雄黄、巴豆二味组成，治疗内伤饮食，外感风寒，卒发心痛，大便或秘，久而滞闷，心胸高起，按之愈痛，不能饮食者。本例即据此而治，《脉因证治》又名煮雄丸。

络脉窒塞心痛案

虚里穴为阳明胃，阳明气血皆多，络脉窒塞为痛，映及背部。脉络不和，必宣通望其痛息，彼萸、地之凝，芪、术之守，皆非络药。

桃仁　穿山甲　阿魏　归须　韭白根　麝香（《扫叶庄一瓢老人医案》）

【评议】虚里位于左乳下心尖搏动处，是宗气汇聚之处，为十二经脉之气所宗。此处窒塞而痛，映及背部，乃心络瘀阻使然，故以辛香宣透、活血通络为治。韭白根以辛滑通阳，桃仁、归须活血养血，穿山甲、阿魏、麝香以辛香通络定痛。笔者以为本处方可用于现代医学所称的冠心病心绞痛，其中的芳香之品阿魏、麝香，只可暂用，不可久施，以免耗伤正气。

郁怒致心痛案

叶四三　郁怒致病，心胸映背痛甚，至气阻咽喉，呼吸有音，吐涎沫，又不热渴。由肝病蔓延，所伤非一经矣。先理上焦，与苦辛轻剂。

鲜枇杷叶　香豉　苦杏仁　郁金　瓜蒌皮　黑山栀（《种福堂公选医案》）

【评议】朱丹溪谓："气血冲和，万病不生，一有怫郁，诸病生矣"。本例郁怒致病，心胸映背痛甚，究其病机，当属肝气郁结，上焦痰浊阻滞，故以苦辛轻剂为治，药用瓜蒌皮以宽胸开痹，焦山栀、香豉、郁金以清肝开郁，杏仁、枇杷叶宣通上焦肺气。王孟英有谓"轻药能愈重病"，此等病例是也。若胸闷心痛明显，可合用失笑散或丹参饮；若气郁日久化热，兼有心烦易怒、口干便秘、舌红苔黄、脉弦数，可用丹栀逍遥散加减。

血虚有寒心痛案

自述素患心痛，发则痛不欲生，服姜汤少安，手按之略减，日轻夜重，脉见浮革，是肾气不交于心，寒邪犯之，君主势自不安。若徒祛寒而不补肾，治法未中窍要，水火既济，坎离始奠，庶有效焉，方列于后。

熟地黄六钱　山茱萸三钱　淮山药三钱　炒白术三钱　巴戟天三钱　肉桂八分　五味子五分　同煎服。（《南雅堂医案》）

【评议】《辨证录》云："肾气不交于心，而寒邪中之，心遂不安而痛矣。倘徒祛其寒而不补其肾，则肾虚而火不能下热于肾中，即肾虚，而水不能上交于心内。"此案所用方药即《辨证录》之补水救火汤，补肾中之火以救心，补肾中之水以救肾。药用熟地黄、山茱萸、怀山药补下焦之肾阴，巴戟天、肉桂补下焦之肾阳，炒白术健运中焦脾胃枢机，五味子补益肝肾而兼入心脉以宁心安神。"心本于肾"，此之谓也。若属阳虚心痛，肉桂、附子、淫羊藿、巴戟天、补骨脂、菟丝子、肉苁蓉、鹿茸等温经散寒，温肾助阳，可佐以川芎、丹参、莪术、当归、赤芍、红花等活血化瘀。

血瘀心痛如刺案

心痛如刺，按之作痛愈剧，脉涩，兼有寒热往来，大便黑，显系瘀血为患，后药作散服。

蒲黄三钱　五灵脂三钱　共研为末，酒煮服。　（《南雅堂医案》）

【评议】心痛如刺，按之作痛愈剧，脉涩，此为心血瘀阻，乃瘀血阻于心经之脉络，脉络不通所致，"不通则痛"是也。治宜活血化瘀，通脉止痛。本案方药即失笑散，主治心腹刺痛，或少腹急痛及瘀阻胞宫诸症。方中五灵脂苦咸甘温入肝经血分，散瘀止痛；蒲黄甘平，行血消瘀，二者兼能入厥阴而活血止痛。现代有用本方治心脉瘀阻的心绞痛，若配合丹参饮，其效益佳。

气滞血瘀心痛案

痛在当心部位，实为心胞之络，不能旁达所致，心为君主，若邪气直犯，势将不治。今虽刺痛不止，断非真心痛之证，幸毋惊惶自扰，拟方列后。

炒香附二钱　紫苏二钱　橘红一钱　甘草七分　当归身三钱　延胡索一钱　木通一钱　桂枝一钱五分　加葱头二枚　姜两片　用水酒各半煎服。（《南雅堂医案》）

【评议】《诸病源候论》云："心为诸脏主，其正经不可伤，伤之而痛，则朝发夕死，夕发朝死，不暇展治。其久心痛者，是心之支别络，为风邪冷热所乘痛也。"陈修园《医学从众录》云："当心之部位而痛，俗云心痛，非也，乃心包之络不能旁达于脉故也。宜香苏饮加当归、延胡索、木通、桂枝。"本案处方即为香苏饮加味，以行气化瘀，通络止痛为治。方中葱头、生姜有温运中上焦阳气之功。气滞血瘀心痛在临床最常见，并可同时出现相应的兼症。兼寒者，可加细辛、桂枝等温通散寒之品；气滞甚者，可加沉香、檀香辛香理气止痛之品；兼气虚者，加黄芪、党参、白术等补中益气之品。若瘀血较重者，表现胸痛剧烈，可加乳香、没药、郁金、降香、丹参等加强活血理气止痛的作用。

肝气夹瘀心痛案

脉伏，头汗淋漓，当心而痛，肢冷，系肝气挟瘀之证，防厥。

金铃子二钱　延胡索一钱五分　旋覆花一钱五分　五灵脂二钱，醋炒　没药

一钱五分　白蔻仁一钱　丁香一钱　代赭石二钱　制乳香一钱五分　制香附一钱（《南雅堂医案》）

【评议】本案为肝气上逆，气滞血瘀之证，药用金铃子散以泄肝活血止痛，旋覆花、白蔻仁、香附、丁香、代赭石疏肝降逆，行气解郁，五灵脂、乳香、没药活血散瘀止痛。本例酷似阳气虚脱之证，但从其处方用药来看，当属实证无疑。其脉伏肢冷，系气滞血瘀致阳气不得宣展使然，与虚证厥脱迥然不同。值得一提的是，在真心痛的治疗中，防脱防厥是减少死亡的关键，必须辨清症情的顺逆，一旦见到有厥脱迹象者，即应于厥脱之先，投以防治厥脱的药物，以阻止其进一步恶化。若俟厥脱见证明显，始治其厥脱，则必然被动，颇难应手。

真热假寒心痛案

心窝痛甚如割，势刻不可忍，面目现青红色，手足如冰，水浆不能入口，虑是真心痛之证，极属危险，法在不治。然此症原分寒热两种，寒邪直中阴经，猝不及防，决难施以挽救，今幸舌苔见燥，知为热邪所犯，势虽急而尚缓，何忍坐视不救，姑拟一剂速进之，或可希冀万一，拟方请裁。

炒白芍八钱　栀子三钱，炒黑用　广木香二钱，研末冲　炙甘草一钱　石菖蒲一钱　水同煎服。　（《南雅堂医案》）

【评议】本案心痛甚剧、手足如冰、饮食不进似寒中之证，而舌苔见燥，势虽急而尚缓，医家断为实热之证。药用栀子清肝经实火，炒白芍、炙甘草柔肝缓急止痛，广木香行气止痛，石菖蒲通窍醒神。证属疑似，辨治非易。现代有人分析了冠心病的发病情况，有些患者的心绞痛发作次数频繁，发病时面红耳热、咽燥口干、脉搏加快等症，中医称之为"热痛"，临床表明这种类型心绞痛患者具有偏于阴虚体质的特点，所以产生症状朝着"热"证方向演变；而另有些患者在心绞痛发作时，与前者恰恰相反，表现为四肢冰凉、冷汗淋漓、面色发白，这类病人具有阳虚体质的特点，所以引起"寒凝血结"的病理变化，产生的症状向着"寒"证方向演变。至于掌握胸痹心痛的寒热辨别，其中辨疼痛性质是关键，属寒者，疼痛如绞，遇寒则发，或得冷加剧；属热者，胸闷、灼痛，得热痛甚。

火邪直犯心胞心痛案

曾治乡中一人，患心中卒痛，手不可按，来寓求治。予曰：此火邪直犯心君也，若不急救其火，则脏腑内焚，顷刻立逝。急与黑栀三钱，白芍五钱，甘草一钱，良姜七分，天花粉三钱，苍术三钱，贯众二钱，煎服二剂而效。此方妙在用栀子以清火，若疑心经之热，而用黄连误矣。黄连性燥，不可以燥益燥而转助其焰矣，惟栀子泻肝木之火，母衰则子亦衰，不泻心火，正所以泻心火也；且又重用白芍同以泻肝；又加良姜以引入心经；复增天花粉以逐其火热之痰，痰去而火热自散，肝郁亦舒。此急治肝而以治心也。谚云：要得锅中不滚，除是釜底抽薪。余可类识。（《齐氏医案》）

【评议】《千金要方·心腹痛第六》分九种心痛："一虫心痛，二注心痛，三风心痛，四悸心痛，五食心痛，六饮心痛，七冷心痛，八热心痛，九去来心痛。"此属热心痛，又名大心痛、火心痛。症见心中灼热剧痛，畏寒喜冷，时作时止，或兼见面目赤黄，身热烦躁，掌中热，大便坚等。治法宜解郁泄热。本例用药匠心独运，别具一格，方义分析，亦颇多阐发。唯方中用苍术、贯众，其意不得而知。

心痛欲死验案

曾治一邻友，患心痛欲死，问治于余。即与贯众三钱，乳香二钱，白芍三钱，黑栀子三钱，甘草六分，煎服而痛去如失。（《齐氏医案》）

【评议】本案脉证失于简略，观其方药，当属火热心痛，药用黑栀子、白芍以清肝柔肝，乳香以辛香入络止痛，甘草以补中益气，调和诸药。唯君药贯众，齐氏对心痛屡用之。考贯众一药，出自《吴普本草》，《神农本草经》谓其"主腹中邪热气，诸毒，杀三虫"。《圣惠方》贯众散中配伍鹤虱、狼牙、麝香、芜荑仁、龙胆等以治蛔虫攻心，吐如醋水，痛不能止。现代药理研究表明，它有较强的杀菌、抗病毒作用，但其治疗心痛，作用机理未明，很值得深入研究。

火热心痛案

曾治钟兴顺，患心中疼痛，三日而加剧，危在此刻。予扪其手足反冷，即语之曰：此乃火气焚心而痛也。遂与泻火止痛汤，用炒栀三钱，甘草一钱，白芍二两，半夏二钱，柴胡三钱，水煎服，一剂而安。此方之妙，在用白芍之多，泻水中之火，又加栀子直折其热，而柴胡散邪，半夏逐痰，甘草和中，用之得当，故奏功如响耳。（《齐氏医案》）

【评议】心痛有寒热之别，医者于四诊中尤精于按诊，扪按手足以试其寒热，确有高明之处。至于处方用药，多取轻清灵动之品，独辟蹊径，颇有特色，对现代治疗心绞痛，不无参考和研究价值。泻火止痛汤出自《石室秘录》，由炒栀子、甘草、白芍、半夏、柴胡组成，主治心痛、火气凌心、手足反冷。此案妙在用白芍之多，泻水中之火，又加栀子直折其热，而柴胡散邪，半夏逐痰，甘草和中。用之得当，奏效如神。

心阳不布心痛案

沈一飞室，皂泾。心痛彻背，背痛彻心，呕吐痰涎汁沫，甚至肢冷似厥。此乃肝厥犯胃，痰饮阻塞，阴翳上蒙，心阳不布故也。且拟辛滑通阳，两和木土治。

瓜蒌皮三钱，白酒炒　赤芍一钱半　新绛三分　左金丸二分　薤白头三钱，白酒炒　楝实二钱　香附四钱　旋覆花一钱半　水炙草三分　桂枝三分　谷芽一两　沉水香三分　制半夏二钱

宣心阳，和肝胃，痛缓呕止，而四末温暖如常矣。仍当辛滑通阳为治，加橘络五分。（《慎五堂治验录》）

【评议】肝气横逆，气机阻滞，上焦阳气不布，浊阴上犯，故见胸痹疼痛。肝气犯胃，胃失和降，故见呕吐痰涎汁沫。阳微无以温煦四肢，故见肢冷似厥。治以辛温通阳，舒肝和胃。药用瓜蒌、薤白、桂枝宣通心阳，左金丸、谷芽舒肝和胃，赤芍、新绛柔肝活血凉血，楝实、香附疏肝行气止痛，旋覆花、沉香、半夏以降逆止呕。二诊加橘络以疏肝通络。方中新绛、旋覆花是《金匮》旋覆花汤的主药，功能活血通络止痛。考新绛一药，《本经》《本草纲目》等均未记载，现今《中药大辞典》亦未收录。本品究为何物，其说不一。《本草乘雅半偈》："降真，新绛也，推陈出新，降者大赤"，认为是降真香，而陶弘景则称绛为茜草，新绛则为新刈之茜草，有的医家认为是绯帛（以茜草初染或以猩猩血、藏红花汁、苏木染成者），至今不明，现代临床上多以用茜草以代。

真心痛卒死案

何某年三十余，忽患心痛，甚则昏厥，急召余诊。唇面俱青，以手紧按胸膛，痛剧不能言。脉之左关尺紧，寸口如循刀刃。右手不克诊，以紧按胸膛故也。余曰：此真心痛病，旦发夕死，夕发旦死，虽卢扁复生，不能救也。逾时果卒。（《一得集》）

【评议】"真心痛"相当于现代心绞痛极重之症，易出现心源性休克，预后恶劣，古人对此亦早有认识。如《灵枢·厥病》谓："真心痛，手足青至节，心痛甚，旦发夕死，夕发旦死。"但随着医疗经验的积累和医学水平的发展，后世许多医家对真心痛等同于死证的说法提出异议。如清代陈士铎在《辨证录》中云："人有真正心痛，法在不救，然用药得宜，亦未尝不可生也。"现代研究表明，真心痛如能及时采取有效的抢救措施，还是能够转危为安的。

真心痛不救案

五河刘伯符，署刘河鳌局事，其年改差，运粮北上，有小仆钟姓，甘肃庆阳人，随主人在天津卸粮时，赚得粮船浮费银百两，然被扣在粮台，未能到手，又不便为主人明言，若留津取银，则失厘局事，亦仅敷回甘之川资而已。不得已，遂随主人乘轮南下，心中烦冤懊恼，下船而肝气大痛，痛七日始抵刘河，入公馆调养，第八日，忽觉两乳中间大痛，一痛即神昏遗尿，周身络脉跳缩，其主人刘君促余往诊。至则剧痛已两次，持其脉，六部俱轻散不伦，表面形色如常，略有惨容。余谓刘曰：此真心痛也，从古无治法。刘君不信，曰：岂有真心痛而能延八日者？余曰：非也。初起为肝胃气痛，积久而窜入心脏，今真脏脉见，无从救治矣。刘亦略明医理，首肯者再，嘱余勉开一方，正握管筹思未久，又来报钟仆心痛，即就榻再诊，则目闭口开而气绝矣。当刘君南下时，未知钟之委曲，迨病剧自言，遂致不救。（《医案摘奇》）

【评议】《灵枢·厥病》云："真心痛，手足青至节，心痛甚，旦发夕死，夕发旦死。"本例症见两乳中间剧痛（注：心绞痛的主要痛处），而脉"六部俱轻散不伦"，乃真脏脉显露，故预后恶劣。临床上遇到真心痛，有时来不及服药，可用针灸治疗。选用极泉穴为主穴，辅穴如青灵、通里、膻中、至阳、心俞、命门、气海、支沟、间使等，在急性发作时或发作前使用效果最好。

真心痛验案

有海船主龚小鲁者，患真心痛。余诊其脉，六部沸然如散，问其所苦，则以手按膈曰：痛处在此，一痛即神昏矣。问痛几次矣？曰：一次。即用煅龙齿、生枣仁、辰砂拌茯神各三钱，天冬、麦冬、远志各二钱，川郁金一钱五分，陈胆星八分，煅石决明八钱，九味嘱急煎服，迟则第二次之痛复来，则不救矣。其侍者曰：龚君痛时，神昏肢冷，络脉跳动，势真可危。余曰是所谓真心痛，余当在此视其服药，所冀进药在第二阵痛之前，得药后不再痛，则药力尚能制病耳。比药投入，居然未曾再痛，确信此九味为真心痛之良剂，遂嘱小鲁随身常带，以防不测。后八年，小鲁在海洋，病发无药，半日而死。盖所携者，因霉坏而弃之矣。后有王星贤之媳，患真心痛，余亦用此方，应手而愈。（《医案摘奇》）

【评议】真心痛是胸痹进一步发展的严重病证，其特点为剧烈而持久的胸骨后疼痛，伴心悸、肢冷、喘促、汗出、面色苍白等症状，甚至危及生命。其发病原因与年老体衰、阳气不足、七情内伤、气滞血瘀、过食肥甘或劳倦伤脾、痰浊化生、寒邪侵袭、血脉凝滞等因素有关。本案治真心痛的处方，看是平淡无奇，效验却不同凡响，值得研讨。

肝郁化火心痛案

冯（廿二）　心痛如轧，经来两至，肝阴久亏，乃肝木阳化，内风不熄。拟以咸苦，佐以微辛，使从阴和阳。

阿胶二钱　牡蛎三钱　川楝子一钱　当归一钱　川芎三分　小川连四分生白芍一钱五分　（《也是山人医案》）

【评议】清代张璐云：“肝心痛者，多由木火之郁。”本案肝气久郁化火，而犯心作痛。治宗叶天士咸苦佐以微辛之法（《临证指南医案·中风》），用黄连阿胶汤加减以养阴清热，行气疏肝。

心腹大痛昏厥验案

一老人心腹大痛，昏厥，脉洪大，不食，不胜一味攻击之药。用四君加川归、沉香、麻黄服，愈。　（《名医类案》）

【评议】心腹大痛至厥逆，实为痛厥，“不胜一味攻击之药”当属虚证，方用补益脾胃的四君子汤加疏通气血的川归、沉香，乃取“通则不痛”之意。方中麻黄用于心腹痛比较少见，谅本品有宣通血脉作用之故，《中药形性经验鉴别法》谓其有“治腹痛”的记载。至于“脉洪大”，以方测证，当非洪大有力。医案文字简略，是其不足之处。

胃痛厥脱不救案

绍兴吕氏妇，胃脘痛四日矣，先生诊之，身凉，脉脱，足冷，亦须冷水。先生曰：曾饮否？傍曰：昨问医某，云可，略饮半碗许。先生曰：呕黑水，胃先败，脾之数五，足冷无脉，五日死。诘旦毙矣。（《冰壑老人医案》）

【评议】本例类似于现代医学的胃出血，谅血量较多，出现气随血脱的危重症。冰壑老人以其"呕黑水"，认为"胃先败"即胃气绝，故断为不治之症，果如其言。至于案中所谓"脾之数五……五日死"，缺乏可信度，不可拘泥。随着医学的发展和医疗条件的改善，此等重症，预后并非必死。

胃痛手足厥冷案

府庠徐道夫母，胃脘当心痛剧，右寸关俱无，左虽有，微而似绝。手足厥冷，病势危笃。察其色，眼胞上下青黯。此脾虚肝木所胜，用参、术、茯苓、陈皮、甘草补其中气，用木香和胃气以行肝气，用吴茱萸散脾胃之寒，止心腹之痛。急与一剂，俟滚先服，煎熟再进，诸病悉愈。向使泥其痛无补法，而反用攻伐之药，祸不旋踵。

疏曰：病势剧时，其虚寒实热实难卒辨，即脉亦不足为凭，厥亦不足为据，独是面色无逃其情。今眼胞上下青黯者，眼胞属脾，青黯属寒，而青又是肝经之色，故知其脾气虚寒而肝木所胜也甚矣，色之不可不辨也。其加吴茱萸者，虽属散寒止痛之品，亦因吴茱萸能入厥阴肝经故也。痛虽在于胃脘当心，而青黯则厥阴虚寒之色，故不用姜、桂、附，而独用茱萸

225

也。痛证之虚实寒热，辨之之法，先以手按，有形者是实，无形者是虚。以汤探之，喜热者是寒，喜冷者是热，便溏者是虚，燥结者是实，倦卧者是寒，扬手者是热，胀闷恶食者是实，得食稍安者是虚。以此细察，庶可悉知也。（《薛案辨疏》）

【评议】薛氏辨疏对本例病性的鉴别，遣方用药之道理，分析精当，句句在理，极有参考价值，值得细读。

湿热蕴中胃脘剧痛案

胡会泾学兄，性素嗜饮，病手足痛痹，已近匝月。一日初更，忽中脘大痛，头晕汗出，神志恐怖，且出不祥语，时寓静虚庵中，衡书兄告急于予。按脉数而不清，右关时歇一止，予以数而促为热征，今四肢痛轻而中脘大痛者，由湿热内壅，而气不得通也。眩汗诸症，因痛甚而然，其无足怪。以药疏利其气，则痛自已，乃实邪，非虚脱也，君何虑焉。与陈皮、苍术、香附、枳壳、茯苓、金铃子、栀子。一剂而痛除。次日手足仍痛，饮食少进，小便黄浊，予谓脾主四肢，喜燥而恶湿，善饮之人，湿热积于中宫，故痛在四肢，而不饥少食，为之祛湿泄热，即以疗痛而强脾。又治湿热，必利小便，今小便黄浊，在下者引而竭之可也。用苍术、葛根、栀子、黄柏、黄芩、川萆薢、猪苓、泽泻等。服至旬余，每食加餐，病俱霍然。后七年，项间起瘰疬甚多，坚硬作楚，或传以斑毛、草麻子、麝香等敷药。予曰：此属肝肾不足，毋用悍峻，外溃则难为力矣。初与神效瓜蒌，继与平肝消瘰，又以六味地黄增损为丸，两月而愈。（《赤厓医案》）

【评议】本例主症手足痛痹、胃脘大痛、小溲黄浊，汪氏参合脉象，认为由湿热蕴结中宫使然。盖湿热阻中，气机不畅，不通则痛，遂令中脘大痛；脾司运化，又主四肢，湿热困顿中焦，故痛在四肢，饮食少进；小便黄浊，乃湿热之明征。首方以清热祛湿，理气止痛为务，一剂而痛除；次方宗"治湿不利小便非其治也"之意，在清热祛湿的同时，着力通利小便，使邪有出路，是以诸症霍然而瘥。

痰瘀交阻胃脘块痛案

方　脘右块撑作痛，痛势颇重。气机板窒，肝木犯胃，胃络之气，因之窒胀不通。块痛有形，此必有痰瘀交阻，较之气痛入络者为重。脉象左关独弦，余部带数，口苦舌干，兼有木郁化火之象，拟方平肝疏滞。

金铃子_{酒炒} 延胡索_{醋炒} 枳壳_{醋炒} 前胡 瓦楞子_{醋炒} 归尾 丹参 法半夏 川连_{吴萸煎汁炒} 白芍_{土炒} 九香虫 沉香曲 檀降香片 （《柳宝诒医案》）

【评议】大凡脘腹疼痛，首当分清无形气痛抑或有形块痛。从本案"块撑作痛""块痛有形"等描述，显系有形之物积聚作痛。柳氏分析其病机为痰瘀交阻，类似于现代胃部肿瘤等疾患。故治疗用归尾、丹参、延胡索、九香虫、瓦楞子活血软坚，前胡、半夏化痰散结，更配合枳壳、沉香、降香行气疏滞，取"气行则血行"之意。又"通则不痛"，故全方着重于疏通气血，良有以也。再者，方中金铃子、延胡索二味即金铃子散，黄连（吴茱萸汁炒）为左金丸，系治疗胃痛的常用名方。

胃脘疼痛欲死案

周某（北人）因寒停食，胃脘疼痛欲死，右关紧实，消导之中参以温窜攻坚之品，是为复方。

　　炒山楂二钱　　炒六曲二钱　　广槟榔三钱　　炒麦芽二钱　　金头蜈蚣一条
(《雪雅堂医案》)

　　【评议】"胃脘疼痛欲死"，病势危急可知。当此之时，医者究其病因为"因寒停食"，故治疗以消导之中参以温窜攻坚之品，用药虽简，但箭无虚发，可求速效。

越鞠调气汤治气滞胃痛案

　　越鞠调气汤，此予治一邻妇胃脘刺痛，直声喊叫，症势危急之方也。此汤服头煎而痛减，尽剂而全愈。

　　越鞠调气汤方：

　　柴胡二钱，醋炒　　白芍二钱，酒炒　　抚芎一钱五分　　枳壳二钱，麸炒　　厚朴二钱，姜炒　　乌药二钱　　青皮二钱　　香附二钱，醋制　　紫苏一钱五分　　木香一钱五分　　甘草一钱

　　引加生姜一大片，煎服。（《鲁峰医案》）

　　【评议】以方测证，其病当为气机郁滞所致。盖肝主疏泄，职司全身气机的条达通畅。故处方以柴胡疏肝散为主，配合诸多理气行滞之品，使本方的作用益彰，是以止痛效果迅速，不失是一首治疗气滞胃痛的良方，值得推广应用。

瘀血阻滞心前剧痛致眩晕神昏案

　　游以春治一螯妇，年三十余，忽午后吐酸水一二碗许，至未时心前作

痛，至申痛甚晕去，不省人事，至戌方苏如故，每日如此。医治期年，不愈。游至，用二陈下气之剂，不效。熟思其故，忽记《针经》有云未申时气行膀胱，想有瘀血滞于此经致然。遂用归尾、红花各三钱，干漆五钱，煎服，痛止吐定，晕亦不举。次日复进一帖，前症俱愈。第三日前方加大黄、桃仁饮之，小便去凝血三四碗而痊。（《名医类案》）

【评议】本例"忽午后吐酸水一二碗"，病位在胃脘无疑。案中"心前作痛"，当作"胃痛"解。其病发作于时辰有关，游氏精通此道，认为患者"至申痛甚"，此时乃气行膀胱，遂断为"瘀血滞于此经"使然，故重用活血祛瘀之剂，病情迅即缓解，最终"小便去凝血三四碗而痊"。此案当属"时间医学"的例证，足资参考。

血结胸痛验案

毛姓妇，患胸痛甚剧，床上乱滚，哀号欲绝，月信愆期，延余诊之。脉沉弦搏滑，指甲与唇俱青。余曰：脉沉滑主血，弦劲搏指，其血菀结，当是瘀血留于胸膈而作痛也。细询得病之由，忽悟半月前被硬木触胸，其为瘀血无疑矣。与归尾、赤芍、桃仁、丹参、东洋参、琥珀、乳香、蒲黄、五灵脂，一剂而愈。故治病之道，四诊皆当留意，乃能与病切中，而所投无不效也。（《一得集》）

【评议】本案辨证为"血结胸痛"，全仗四诊合参，这已跃然纸上。案末云"故治病之道"，四诊当皆留意，乃能与病切中，而所投无不效也。善哉斯言！

血气凝滞身痛不可忍案

周离亨治一人，遍身疼，每作殆不可忍。都下医或云中风，或云中湿，或云脚气，治俱不效。周曰：此血气凝滞也。沉思良久，为制一散，服之甚验。方以延胡索、当归、桂等分，依常法治之为末，疾作时温酒调下三四钱，随人酒量频进之，以止为度。盖延胡索，活血化气第一品也。其后赵待制霆导引失节，肢体拘挛，数服而愈。（《名医类案》）

【评议】处方药简力专，堪称活血止痛的简易良方，不可小视。案中"盖延胡索，活血化气第一品也"，乃属久经临床的经验之谈，毋忽。

精血亏耗内风扰动致腰腹剧痛案

蔡　腰肾两旁，以及脐腹左右，夜间痛楚不堪，迄至天明稍安。此系老年精血亏耗，内风扰动致病，当从养血熄风，补益肝肾主治。

西当归三钱　川万断三钱　炒杜仲三钱　补骨脂三钱　川萆薢钱半　石决明四钱　红枣杞二钱　淡苁蓉二钱　制香附钱半　青盐皮一钱

复诊：

石决明六钱　川萆薢钱半　红枣杞钱半　粉赤芍钱半　全当归三钱　制香附钱半　淡苁蓉钱半　青盐皮八分　川万断钱半　补骨脂钱半　（《阮氏医案》）

【评议】方中萆薢，其用意殊难理解。其实，《神农本草经》早有记载萆薢"主腰背痛，强骨节"，本例用之，颇当。

中 毒 案

中毒是临床上急危重症之一，如不及时治疗或误治，确有生命危险。中医药学在治疗中毒病症上积累了丰富的经验，特别是专病专药、单方验方尤为可贵。

本篇所谓中毒，包括食物中毒、药物中毒、饮酒过量中毒、虫兽咬伤中毒等。这方面的医案较多，现择要予以评议。值得指出的是，现代对上述中毒的治疗，随着医学的发展，发明和创制了不少新技术、新方法，如蛇毒血清等，我们应本着"传承精华、守正创新"的原则，灵活掌握应用，以进一步提高临床疗效。

鳖与柿同食中毒案

昌国人买得鳖十数枚，痛饮大嚼，且食红柿，至夜忽大吐，继之以血，昏不知人，病垂殆。同邸有知其故者，忧之。忽一道人云：唯木香可解，但深夜无此药，偶有木香饼子一帖，试用之。病人口已噤，遂调药灌，即渐苏，吐定而愈。 （《名医类案》）

【评议】鳖即甲鱼，古人有甲鱼不可与柿子同时服用的禁忌，除此之外，还不能与橘子、桃子等水果同时服用。现代研究表明，鳖肉含有丰富的蛋白质，柿子等水果含果酸较多，若将柿子等含果酸丰富的水果与含蛋白质较多的鳖肉同时食用，水果中的果酸可使蛋白质凝固，影响蛋白质的消化吸收，从而导致消化不良或者是便秘。除了上述水果以外，甲鱼还不可以与鸭肉、苋菜同食，会导致呕吐、水肿、腹泻，严重时会导致中毒。木香有行气、助消化的功效，以木香等组成的木香饼子出自《太平惠民和剂局方》卷三，功能宽胸膈，散滞气，消停寒，故可治疗甲鱼与柿子同食引起的消化系统疾病。

木鳖子中毒案

木鳖子不可与猪肉食，反之立死。一富人生二子，恣其食啖，遂成痞疾。其父得一方，用木鳖子煮猪肉同食，二子皆死。（《名医类案》）

山塘吴氏，年二十余，患便毒。清晨服木鳖子药，午后饱啖猪肉，须臾叫噪而死。（《名医类案》）

【评议】木鳖子为葫芦科苦瓜属植物木鳖子 Momordica cochinchinensis（Lour.）Spreng. 的种子，具有攻毒疗疮、消肿散结的功效。《本草正》谓木鳖子"有大毒"，《本草纲目》也说"与猪肉不相得"。现代医学研究表明，木鳖子所含的木鳖子皂苷、木鳖子酸、木鳖子素等，有一定的毒性，经过炮制后毒性显著降低，至于木鳖子与猪肉同食中毒致死的原理有待于进一步研究。

黑、绿豆生嚼治附子中毒案

盖谅朗中兄诜，因感疾，医卢生劝服附子酒，每生切大附二两，浸斗酒。旦饮辄饮一杯，服之二十年。后再为陕西漕使，谅自太学归，过之南乐县，拉同行，中途晓寒，诜饮一杯竟，复令温半杯，比酒至，自觉微醉，乃与妻使饮。行数里，妻头肿如斗，唇裂血流，下驻路旁，呼随行李职医告之。李使黑、绿豆各数合生嚼之，且煎汤并饮，至晓肿始消。诜乃服之不辍愚哉。到长安数月，失明琇按：真水枯矣。遂致仕，时方四十余岁。（《名医类案》）

【评议】附子性温，有大毒。《名医别录》说它"有大毒"。现代医学研究表明，附子中含乌头碱，可因炮制或煎法不当，或用量过大，容易引起中毒。中毒症状为口腔灼热、发麻（从指头开始渐达全身）、流涎、恶心、呕吐、疲倦、呼吸困难、瞳孔散大、脉搏不规则（弱而缓）、皮肤冷而黏、面色发白，可能突然死亡。中毒者如能及时抢救，一般均可恢复。除黑豆、绿豆解乌头毒之外，甘草也可解乌头毒。

鸳鸯草生啖治蕈中毒案

崇宁间，苏州天平山白云寺五僧行山间，得蕈一丛，甚大，摘而煮食之，至夜发吐，三人急采鸳鸯草生啖，遂愈。二人不肯啖，吐至死。此草藤蔓而生，对开黄白花，傍水处多有之，治痈疽肿毒有奇功，或服或敷或洗皆可，今人谓之金银花，又曰老翁须琇按：又名鹭鸶藤。本草名忍冬。（《名医类案》）

【评议】蕈即蘑菇，历代食蕈而导致中毒的记载较多，因其所含的毒素不同，引起的中毒表现也各不相同，可分为胃肠炎型、神经精神型、溶血型和肝病型四类，本案系胃肠炎型，一般在进食蘑菇后10～120分钟出现无力、恶心、呕吐、腹痛、水样腹泻等症，恢复较快，预后较好。金银花有良好的清热解毒作用，如果误食了毒蘑菇，将适量的金银花茎叶用清水洗净，嚼细咽下，可以达到解毒的目的。此外，金银花还能解除无机或有机农药对人体的毒害作用。

中酒用黑豆煎汁饮服解酒毒案

饮酒中毒，经日不醒者，用黑豆一升煮取汁，温服一小盏，不过三次，即愈。今人谓之中酒是也。（《名医类案》）

【评议】酒主要在肝脏中进行代谢，在乙醇脱氢酶的作用下，生成乙醛，并很快又在乙醛脱氢酶的作用下转化成乙酸。乙酸是对人体有营养的物质，它可以提供人体需要的热量。但如果饮酒过量，就会在体内器官（特别是在肝脏和大脑）中积蓄，积蓄至一定程度即出现酒精中毒症状，会使人变得恍惚、不省人事，严重时甚至会因心脏被麻醉或呼吸中枢失去功能而造成窒息死亡。黑豆味甘、性平，功活血解毒。《本草汇言》说它"善解五金、八石、百草诸毒和虫毒"。

甘草汤解乌头半夏中毒案

南唐相冯延巳苦脑中痛，累日不减。太医令吴廷绍密诘厨人曰：相公平日嗜何物？对曰：多食山鸡、鹧鸪。廷绍于是投以甘草汤而愈。盖山鸡、鹧鸪多食乌头、半夏，故以此解其毒。（《名医类案》）

【评议】乌头为散寒止痛要药，然其有大毒，含剧毒的双脂类生物碱如中乌头碱、次乌头碱、乌头碱等。乌头中毒的临床表现为口舌、四肢和全身发麻、头晕、耳鸣、言语不清及心悸气短、面色苍白、四肢厥冷、腹痛腹泻等，甚至心律失常、神志不清、昏迷，以至循环、呼吸衰竭而死亡。半夏也有毒性，对口腔、喉头、消化道黏膜均可引起强烈刺激，服少量可使口舌麻木，多量则烧痛肿胀、不能发声、流涎、呕吐、全身麻木、呼吸迟缓而不整、痉挛、呼吸困难，最后麻痹而死。自古以来，甘草就被视为解毒良药，并已为现代药理学所证实，其机理可能为甘草水解后可释放出葡萄糖醛酸与含有羟基或羧基的毒物结合而解毒，此外，甘草甜素对毒物有吸附作用，与药用炭一样，在胃内吸附毒物，减少毒物吸收而解毒。甘草对多种药物中毒、代谢产物中毒、细菌毒素中毒、农药中毒及食物中毒都有一定的解毒效果。药物或食物中毒，在无特殊解毒药时，可重用生甘草浓煎具有解毒效果。

鱼尾草治石斑鱼子中毒案

一人误食石斑鱼子，中其毒，吐不止。或教取鱼尾草研汁，服少许，立愈鱼尾草又名槐木根，形似黄荆，八月间开紫花成穗，叶似水杨，无大树，经冬不凋，渔人用以药鱼。（《名医类案》）

【评议】石斑鱼鱼卵有毒，含有一种叫"雪卡毒素"的神经毒素。雪卡毒素是一种脂溶性高醚类物质，无色无味，耐热，不易被胃酸破坏，毒性非常强，比河豚毒素强100倍，是已知的对哺乳动物毒性最强的毒素之一。误食会引起腹泻、腹痛、头晕、呕吐等中毒症状。鱼尾草，又叫醉鱼草，为马钱科植物醉鱼草的全草，功能凉血解毒，民间常用于治疗腹痛腹泻、痈肿、关节痛和误食石斑鱼子（中）毒。

葛花解醒汤治酒毒案

一小儿母因醉后饮乳，困睡不醒，遍身如丹瘤，先君谓酒毒为患，用葛花解醒汤，令母子俱服而愈。（《保婴撮要》）

【评议】《幼幼新书》"乳儿法第四"说"乳母醉后不得哺孩子"。在哺乳过程中饮酒的女性酒精会进入到母乳中，婴儿承受酒精浓度与成人之间有很大的差别，喝了含有酒精的母乳后会出现昏睡、遍身发红疹的情况，而且严重酒精中毒的婴儿还会出现发育迟缓的现象，所以哺乳期母亲应该避免饮酒。葛花解酲汤由葛花、白豆蔻、砂仁、木香、神曲、干葛、陈皮、白术、青皮、茯苓、泽泻、猪苓、人参等组成，功能散酒积毒，主治宿食酒伤，胸膈满闷，口吐酸水，恶食呕逆等。

米醋金花甘草配合救治信石中毒案

一小儿患疟，服信石之药，遍身赤痛，烦躁昏愦，用米醋一杯，徐灌而苏。良久遍身如故，又用金银花、甘草为末，每服一钱，米醋调下，三服而安。（《保婴撮要》）

【评议】信石，即砒霜，有剧毒，因此必须严格注意。口服中毒后，突然发生急性胃肠炎、口有金属味、咽部灼热感、口渴、全身剧痛、剧烈的恶心、呕吐、腹泻，泻出大量血性或黏液性水样粪便，并可导致脱水及循环衰竭、尿少、腓肠肌痉挛、昏迷等，可在 1～2 日内死亡。慢性中毒则常致皮肤、黏膜损害，溃疡、硬皮症、毛发脱落、鼻炎、鼻衄、结膜炎等，重者可致剥脱性皮炎、疲乏、头晕、小脑共济失调、腹痛、腹泻、肝大、黄疸、消瘦、贫血、多发性神经炎等。米醋、金银花、甘草均为常用解毒中药，民间多用绿豆救治。《随息居饮食谱》介绍："绿豆粉……新汲水调服，解砒石、野菌、烧酒及诸药毒。"现代医学多用特效解毒剂——二巯基丙醇，效果甚佳。

以蘑菇性寒施以相应解毒方案

凡胃寒者，多为呕吐，而中寒毒者，又必吐而兼泻。余在燕都，尝治一吴参军者，因见蘑菇肥嫩可爱，令庖人贸而羹之，以致大吐大泻。延彼乡医治之，咸谓速宜解毒，乃以黄连、黑豆、桔梗、甘草、枳实之属，连进之而病益甚。遂至胸腹大胀，气喘，水饮皆不能受，危窘已甚，延救于余。投以人参、白术、甘草、干姜、附子、茯苓之类，彼疑不敢用，曰：腹胀气急，口干如此，安敢再服此药。乃停一日，而病愈剧若朝露矣。因而再恳与药如前，彼且疑且畏，而决别于内，问曰：此若如此，则活我者此也，杀我者亦此也。余之生死，在此一举矣。遂不得已，含泪吞之，一剂而呕少止，再剂而胀少杀，随大加熟地黄，以兼救其泻亡之阴，前后凡二十余剂，复元如故，彼因问曰：余本中毒致病，乡人以解毒而反剧，先生以不解毒而反愈者何也？余曰：毒有不同，岂必如黄连、甘、桔之类乃可解耶？即如蘑菇一物，必产于深坑枯井，或沉寒极阴之处乃有之。此其得阴气之最盛，故肥白最嫩也。公中此阴寒之毒，而复解以黄连之寒，其谓之何？兹用姜、附，非所以解寒毒乎？用人参、熟地，非所以解毒伤元气乎？然则，彼所谓解毒者，适所以助毒也。余所谓不解毒者，正所以解毒也。理本甚明，而人弗能辨。凡诸病之误治者，无非皆此类耳。公顿首，愀然叹曰：信哉！使非吾丈，几为含冤之魄矣。（《景岳全书》）

【评议】蘑菇中毒，一般多以金银花、黑豆、甘草等中药清热解毒，张景岳依据蘑菇生长环境为阴寒之地，并采用温阳益气的方法进行施治，即所谓不解毒而解毒，询为卓识，不愧为医中翘楚。

麻油灌治河豚鱼中毒案

来安县李主薄弦云度云：白塔寨丁未春，有二卒一候兵，同食河豚，既醉，烧子并食之，遂皆中毒。人急以告巡检，二卒已困殆。仓卒无药用，或人之说，独以麻油灌之。油既多，大吐，毒物尽出，腹间顿宽，以此竟无恙。（《续名医类案》）

【评议】民间有"拼死吃河豚"的俗语，说明河豚鱼味美但有剧毒的河豚毒素。河豚毒素主要存在于河豚鱼的卵巢、肝脏和血液里，是自然界中所发现的毒性最大的神经毒素之一。在临床表现上，患者往往在食后不久便会出现恶心、呕吐、腹痛及腹泻等急性胃肠炎的症状，继发出现口周麻木、感觉异常，以及渐进性出现的四肢无力、行走不稳及共济失调等表现。随着中毒症状的进一步加深，可出现呼吸困难、血压下降、昏迷等表现，如果不及时救治，患者最终将会死于呼吸和循环衰竭。麻油入胃可催吐，入肠则润下，可减少河豚毒素的吸收。因目前尚无特效解毒制剂，除催吐、泻下等治疗外，还可以给予输液、利尿、激素应用等，以促进毒素的代谢，提高组织的耐受性。

妊娠服毒药胎危母子得救案

毕起新家人，王姓之妇，妊娠三月，忽思欲去之，自服梅花点舌丹十数粒，遂腹痛呕吐不止，时昏厥去，勺水不纳者八日矣。医与辛温香燥等剂，病益笃，予以三月乃火藏主事，因服大毒之药，与胎火上逆，为呕痛厥几绝，不为清热解毒以安胎，复行辛温香燥以伤正，非其治也。与大剂

麦冬、条芩、白芍、黄连、竹茹、橘红、生地、黑豆等，地浆水煎一服，而呕痛大减，八服而母子无恙。 （《赤厓医案》）

【评议】梅花点舌丹功能清热解毒，消肿止痛，用于各种疮疡初起、无名肿毒、疔疮发背、乳痈肿痛等。现代药理研究表明，梅花点舌丹有抗肿瘤和增强免疫功能的作用。毒性实验表明，未见梅花点舌丹的明显中毒现象。用梅花点舌丸对小鼠灌胃 LD_{50} 值为 $1.98 \pm 0.233g/kg$，相当于临床成人常用量 165 倍；取梅花点舌丸 3 种剂量（0.05，0.5，1.0g/kg）对大鼠进行 4 周给药试验，观察对大鼠体重增长、血象、肝肾功能，十项血生化指标检测及动物脏器检查，未见明显不可逆毒性反应。但因方中含有雄黄、蟾酥、朱砂等剧毒之品，故孕妇忌服。

绿豆解药毒验案

丙戌春，仓夫郑德顺患急证，时已二鼓，丐孟英视之。见其扒床拉席，口不能言，惟以两手指心抓舌而已。孟英曰：中毒也。取绿豆二升，急火煎清汤，澄冷灌之，果即霍然。诘朝询其故，始言久患臂痛，因饵草头药，下咽后即心闷不可耐，舌麻不能言，而旁人不知也。录此足以证孟英临证之烛照如神，亦可见草药之不可轻试也。 （《回春录》）

【评议】草头药即历代本草没有记载的民间草药，因为不常用，所以对它的性味功能和毒性都不了解，使用时存在很大的风险，不能盲目乱用。如青木香，因含有马兜铃酸而具有肾毒性，容易引起肾功能衰竭。王孟英是清代著名温病学医学家，擅长运用食疗来达到治疗疾病目的。他对绿豆解毒非常推崇，尝谓"绿豆生研绞汁服，解一切草木金石诸药、牛马肉毒，或急火煎清汤、冷饮亦可，解乌头毒效佳"，值得效法。

臭毒中人针药并施救治案

金占凤之孙，年十二，忽腹痛，表无寒热，脐傍有痧气，如梗两竹状，四肢背胁，凡关节处，发红晕如沙碛，脉左右弦急，时时呼痛。余曰：此儿在塾读书，何以得此病？问其家亦不知因，余只得以腹痛方治之。用炮姜、吴萸、乌药、木香、延胡、沉香，一剂。明日来邀复诊云：痛已大减。惟红晕更大，腹硬已退。余至，见其宅上小童十数人，遂一一询问。一童云：前面河端，氽一死狗，胖大异常，诸儿以竹竿撑出，金家儿以竹触破狗腹，其臭无比，诸儿闻臭远走，独伊必欲推至河中。余曰：是矣，此病名曰臭毒。余教一人用针，刺其红晕之边出血，再为用藿香、茅术、青木香、川连、荆芥、川朴、银花一方，嘱服二剂而愈。（《医案摘奇》）

【评议】《张氏医通》谓："臭毒，俗名发痧，皆由中气素亏之故。盖脾胃之所喜者香燥，所恶者臭湿，今脾胃真气有亏，或素多湿郁，所以不能主持，故臭恶之气，得以直犯无禁"。发则以腹痛为主，上连头额，下连腿及委中俱痛，皆因阴邪秽气，郁遏脾胃所致。故本案以芳香理气解毒为治，再用针刺放血以疏通经脉，调气理血，促邪外出，甚简便效廉。

犬伤内外兼治案

一男子被犬伤，痛甚恶心，令急吮去恶血，隔蒜灸患处，数壮痛即止，更贴太乙膏，服玉真散而愈。（《外科发挥》）

【评议】狗咬伤后出现身痛、恶心、乏力等，是因受到惊吓引起的神经功能紊乱，首先要进行心理疏导，放松心情，调整好心态，再使用药物进行对症治疗，如艾灸止痛，太乙膏消肿清火、解毒生肌，玉真散防治破伤风等，现代注射狂犬疫苗。

隔蒜灸治蝎螫手中毒案

陈镒，居庸关人，蝎螫手，疼痛彻心，顷刻焮痛至腋，寒热拘急，头痛恶心，此邪正二气相搏而然。以飞龙夺命丹涂患处及服止痛之药，俱不应。乃以隔蒜灸法灸之，遂愈。予母及予，皆尝被螫，如前灸之，痛即止。予母又尝为蜈蚣伤指，亦用前法而愈。主蛇毒之类所伤，依此疗之，并效。本草谓蒜疗疮毒，有回生之功。有一猎户，腿被狼咬，痛甚，治以乳香定痛散，不应。予思至阴之下，气血凝结，药力难达，令隔蒜灸至五十余壮，疼痛悉去。仍以托里药，及膏药贴之而愈。又王生，被斗犬伤腿，顷间焮痛，至于翌日，牙关紧急，以玉真散治之不应，亦隔蒜灸三十余壮而苏，仍以玉真散及托里消毒药而愈。　（《外科心法》）

【评议】蝎子、蜈蚣、毒蛇之类咬伤，中医称之为"五毒"所伤。隔蒜灸具有消肿止痛、排毒散结的作用，故可治疗蛇蝎毒虫所伤，亦可用于狼、犬咬伤者。凡是被动物，尤其是狗、狼咬伤抓伤者，不论该动物是否有病，都要及时进行伤口处理，并注射狂犬疫苗，切记！

单方香白芷治蛇啮中毒案

临川有人以弄蛇货药为业，一日为蝮所啮，即时殒绝，一臂忽大如股，少顷，遍身皮胀，作黑黄色，遂死。有道人方旁观，言曰：此人死矣，我有一药能疗，但恐毒气益深，或不可治，诸君能相与证明，方敢为出力。

众咸竦踊观之。乃求钱二十文以往，才食顷，奔而至，命新汲水，解裹中调一升，以杖抉伤者口灌之，药尽，觉腑中揊揊然，黄水自其口出，臭秽逆人，四肢应手消缩，良久复如故，其人已能起，与未伤时无异。遍拜见者，且郑重谢道人。道人曰：此药甚易办，吾不惜传诸人，乃香白芷一物也。法当以麦冬汤调服，适事急不暇，姑以水代之。吾今活一人，可行矣。拂袖而去。郭邵州得其方。尝有鄱阳一卒，夜值更舍，为蛇啮腹，明旦赤肿欲裂，以此饮之，即愈。（《名医类案》）

【评议】白芷不仅治头痛有效，治疗毒蛇伤螫亦颇有效果。《本经逢原》记载白芷"为末，新汲水调，频灌解蛇毒内攻"。民间常用白芷配伍徐长卿、乌桕、半边莲、地耳草、鱼腥草、石胡荽、一枝黄花等中草药治疗蛇伤，具有简、便、廉、验的特点。

雄黄五灵脂酒调服治蛇伤案

一人被毒蛇伤良久，已昏困，有老僧以酒调药二钱灌之，遂苏。及以药滓涂咬处，良久复灌二钱，其苦皆去。问之，乃五灵脂一两，雄黄半两为末尔。有中毒者，用之皆验。（《名医类案》）

【评议】雄黄功能解毒杀虫，早在晋代葛洪就已使用其治疗蛇伤，并沿用至今。五灵脂功能活血化瘀、消积解毒，《本草纲目》说它能"解药毒及蛇蝎蜈蚣伤"。清代《医宗金鉴》记载，凡被蛇咬伤者，宜用五灵脂、雄黄共为末，酒调灌之。但因雄黄主要含二硫化二砷，对人体有一定的毒性，临床使用要严格控制用量。

蛇伤足毒气蔓延案

径山寺僧为蛇伤足，久之毒气蔓延。游僧教以汲净水洗病脚，挹以软帛，糁以白芷末，入鸭嘴胆矾、麝香少许，良久恶水涌出，痛乃止。明日净洗如初，日日皆然，一月平复。（《名医类案》）

【评议】胆矾为硫酸盐类矿物胆矾的晶体，形状类似鸭嘴，功能催吐、祛腐、解毒。麝香有开窍、辟秽、通络、散瘀之功能。《日华子本草》说它能"杀脏腑虫，制蛇、蚕咬，沙虱、溪、瘴毒"。现代药理研究也表明，它有抗蛇毒和抗组胺等作用。

浓盐汤浸身数遍治蚯蚓所咬案

浙西将军张韶为蚯蚓所咬，其形如大风，眉须皆落，每夕蚯蚓鸣于体。有僧教以浓作盐汤，浸身数遍，瘥。（《名医类案》）

【评议】蚯蚓以腐物为食，既不咬人，也不吸血。即使放在手上也不会有伤害。一般所谓的咬人，是指蚯蚓生活在潮湿的地下，可能会带有一些致病的细菌，在接触人以后可能会感染细菌而致病。盐有消毒作用，《随息居饮食谱》说它能"敷蛇虫伤"。

壁镜咬人几死得救案

有人被壁镜毒，几死。一医用桑柴灰汁三度沸，取调白矾为膏，涂疮

口，即瘥，兼治蛇毒。（《名医类案》）

【评议】壁镜即蜘蛛，一般的蜘蛛是不咬人，因不慎触碰到造成局部咬伤，就会引起皮肤局部肿胀、疼痛。若被有毒蜘蛛咬伤，可能会引起肌肉痉挛、倦怠、头痛、恶心、呕吐，重者可能会出现呼吸困难、意识不清、休克，甚至死亡。白矾外用能解毒杀虫，燥湿止痒。《医学入门》说它"兼治蛇蝎、恶犬、壁镜、驴涎、马汗毒伤"。现代药理研究表明，白矾有强烈的凝固蛋白的作用，低浓度有收敛、消炎、防腐作用，高浓度又引起组织溃烂，由于内服刺激性大，一般只供外用。

蜈蚣螫手中毒用白矾救治案

江应宿夜被蜈蚣螫其手，立肿，毒甚。偶记一方，取生白矾火化，滴上，痛止肿消。（《名医类案》）

【评议】蜈蚣头部第一对钳足有毒腺开口，咬人时放出毒液，引起局部红肿、淋巴结炎、淋巴管炎，甚至有全身中毒症状。外用白矾，因其有强烈的凝固蛋白的作用，可破坏蜈蚣的毒蛋白。此外，还可内服清热解毒药物。

蓝汁巧治蜘蛛咬伤案

张荐员外住剑南，张延赏判官，忽被蜘蛛咬头上。一宿，咬处有二度赤色，细如筋，绕项上，从胸前下至心经。两宿，头肿瘀大如升碗，肚渐肿，几至不救。张公出钱五百千，并荐家财又数百千，募能疗者。忽一人应召云可治，张公甚不信之，欲验其方。其人云：不谙方，但疗人性命耳。遂取大蓝汁一碗，以蜘蛛投之，至汁而死。又取蓝汁加麝香、雄黄，更以蛛投之，随化为水。张公因甚异之，遂令点于咬处，两日悉平，非小疮而愈。（《续名医类案》）

【评议】蓝汁，即蓝靛之汁。蓝靛为十字花科植物菘蓝、草大青，豆科植物木蓝，爵床科植物马蓝或蓼科植物蓼蓝等叶所制成的染料，亦即制造青黛时之沉淀物。《东医宝鉴》说它"敷热恶肿，蛇虺螫毒，兼解诸毒及小儿丹热，功同青黛"。《圣济总录》卷一四九载"蓝汁饮"，用蓝叶（洗，切），每服半盏，麝香一字和服之，治疗蜘蛛咬，可备参考。

土贝母酒调治蛇伤神效案

苏韬光寓婺女城外魁星馆，有人书一方于壁间，曰：此方治诸虫咬，神效。韬光屡以救人，皆验。其方用贝母为末，酒调，令病者量饮之，饮不得，即止。顷之，酒自伤处为水流出，水尽为度。却以贝母塞疮口，即愈。虽伤已死，但有微气，可以下药者，即活，神效不可言。（《续名医类案》）

【评议】贝母按品种的不同，可分为川贝母、浙贝母和土贝母三大类，此处应为土贝母，因其性凉而味苦，功能散结毒、消痈肿，治乳痈、瘰疬痰核、疮痈肿毒及蛇虫毒。《世医得效方》有"治一切蛇虫伤，贝母末酒调服，效"的记载。

护心散、已戌丹、二味拔毒散治蛇伤中毒案

锡差李某妹，被蛇咬背右，霎时偏身发红点，面转紫色，目暗胸闷，手足发痉。余问其母曰：曾见是蛇否？其母曰：是蛇，红色，长仅数寸，其行甚速。余曰：地鞭土虺等蛇虽毒，无如此之甚，是殆红蝮蛇乎？稍缓则难救矣。当令其服护心散三钱，饮陈菜油两碗，再用已戌丹点大眼角_{有细窍名委精穴}，上通百会，下达心窍。三次，以麻油调二味拔毒散，敷周身，即少瘥，再用大剂以解其毒。

白芷　夏枯草　蒲公英　紫地丁　半枝莲_{各二两}　草河车　生甘草_{各五钱}　金银花_{一两}　白矾_{三钱}

水煎服，连服三剂，毒从大小便出而愈。

已戌丹：治毒蛇、疯狗咬。

硇砂_{七厘半}　梅片　麝香_{各一分五厘}　明雄_{一钱}　玛瑙_{七分高粱酒煅三次}火硝_{钱半清水煎干三次}

研如尘，固藏。咬后先将米泔水洗净患处，即用生干面涂上，皮纸封口，以牙筷蘸药，点大眼角数次。

二味拔毒散：治各虫咬。

明雄黄_{四钱}　明矾_{六钱}

研末，麻油调敷。（《过氏医案》）

【评议】 蝮蛇咬伤人体后，除局部出现肿胀、疼痛外，还可发生畏寒、目糊、眼睑下垂、颈项牵引感，甚至引起呼吸困难等。护心散出自《外科正宗》卷一，由真豆粉、乳香、朱砂、甘草组成，功能护心解毒，主治疮毒内攻。已戌丹主治毒蛇咬伤，因其方中药物大都有毒，故只能外用，不可内服。二味拔毒散出自《医宗金鉴·外科心法要诀》，原用于疮疖初起、

红肿痛痒。陈菜油能润肠而泻下毒素。由于蝮蛇属于剧毒蛇类，是混合毒，毒性很强，咬伤后病情危急，中毒症状复杂，变化迅速，能直接对系统器官造成损害，导致多系统功能衰竭乃至死亡，故必须尽快抢救，现代注射抗蝮蛇毒血清等，效佳。

附：主要引用书目

卫生宝鉴 （元）罗天益　1959 年商务印书局本

石山医案 （明）汪机　明崇祯癸酉六年（1633 年）刻本

外科发挥 （明）薛己　《薛氏医按二十四种》明刻本

外科心法 （明）薛己　《薛氏医按二十四种》明刻本

校注妇人良方 （明）薛己　《薛氏医按二十四种》明刻本

正体类要 （明）薛己　《薛氏医按二十四种》明刻本

名医类案 （明）江瓘　清乾隆三十五年庚寅（1770）新安鲍氏知不足斋刻本

保婴撮要 （明）薛铠撰　薛己增补　《薛氏医按二十四种》明刻本

孙文垣医案 （明）孙一奎　中国医学大成本

先醒斋医学广笔记 （明）缪希雍　明天启三年癸亥（1623）京口大成堂刻本

景岳全书 （明）张介宾　岳峙楼本

陆氏三世医验 （明）陆嶽　陆桂　陆士龙　清道光十八年戊戌（1838）刻本

冰壑老人医案 （明）金九渊　明崇祯刻本

温疫论 （明）吴有性　清康熙四十八年己丑（1709）刻本

寓意草 （清）喻昌　明崇祯十六年癸未（1643）刻本

易氏医案 （明）易大艮　清光绪二十二年丙申（1896）上海图书集成印书局本

里中医案 （明）李中梓撰　（清）李延罡编　清抄本

东庄医案 （清）吕留良　清光绪十七年辛卯（1891）《医宗己任编》李光明庄刻本

旧德堂医案 （清）李用粹　三三医书本

素圃医案 （清）郑重光　珍本医书集成本

东皋草堂医案 （清）王式钰　清康熙刻本

四明医案 （清）高斗魁 清光绪十年甲申（1884）《医宗己任编》有鸿斋刻本

薛案辨疏 （明）薛己撰 （清）钱临疏 国医百家本

潜邨医案 （清）杨乘六 清乾隆十年乙丑（1745）御三堂刻本

临证指南医案 （清）叶桂撰 华岫云编 徐大椿评 清道光二十四年甲辰（1884）苏州经鉏堂朱墨刻本

叶氏医案存真 （清）叶桂撰 叶万青编 清道光十六年丙申（1836）叶氏家刻本

医验录 （清）吴楚 抄本

洄溪医案 （清）徐大椿 清咸丰七年丁巳（1857）海昌蒋氏衍芬草堂刻本

续名医类案 （清）魏之琇 1957年人民卫生出版社据信述堂藏版影印

扫叶庄一瓢老人医案 （清）薛雪 珍本医书集成本

种福堂公选医案 （清）叶桂 清道光九年己丑（1829）《续刻临证指南医案》本

赤崖医案 （清）汪廷元 清乾隆四十七年壬寅（1782）刻本

疫疹一得 （清）余霖 1956年人民卫生出版社影印道光八年延庆堂刻本

锦芳太史医案求真初编 （清）黄宫绣 清嘉庆四年己未（1799）家刻本

南雅堂医案 （清）陈念祖 1920年上海群学书社石印本

斠山草堂医案 （清）何元长 何氏后人抄本

齐氏医案 （清）齐秉慧 清嘉庆十一年丙寅（1806）刻本

杏轩医案 （清）程文囿 珍本医书集成本

吴门治验录 （清）顾金寿 清道光五年乙酉（1825）青霞斋吴学圃刻本澄怀堂藏版

仿寓意草 （清）李文荣 三三医书本

吴鞠通医案 （清）吴瑭 中国医学大成本

类证治裁 （清）林珮琴 清咸丰十年庚申（1860）丹阳文星堂刻本

回春录 （清）王士雄撰 周镰辑 1918年集古阁石印本

（评选）爱庐医案 （清）张仲华撰 柳宝诒评 《柳选四家医案》清光绪三十年甲辰（1904）惜余小舍刻本

尚友堂医案 （清）方略 清道光二十六年丙午（1846）尚友堂刻本

花韵楼医案 （清）顾德华 珍本医书集成本

王氏医案续编 （清）王士雄撰　张鸿辑　1918 年集古阁石印本

问斋医案 （清）蒋宝素　清道光三十年庚戌（1850）镇江蒋氏快志堂刻本

王氏医案三编 （清）王士雄撰　徐然石编　1918 年集古阁石印本

得心集医案 （清）谢映庐　珍本医书集成本

随息居重订霍乱论 （清）王士雄　清光绪十三年丁亥（1887）仲秋四明林延春刻本

费伯雄医案 （清）费伯雄　1916 年上海萃英书局本

时病论 （清）雷丰　人民卫生出版社 1972 年据清光绪十年甲申（1884）雷氏慎修堂刻本排印本

慎五堂治验录 （清）钱艺撰　钱雅乐编　清光绪十年甲申（1884 年）慎五堂稿本

温氏医案 （清）温存厚　清光绪十二年丙戌（1886）重庆刻本

一得集 （清）心禅　珍本医书集成本

过氏医案 （清）过铸　石印本

张聿青医案 （清）张乃修　上海科学技术出版社据 1918 年江阴吴氏铅印本重印

诊余举隅录 （清）陈廷儒　珍本医书集成本

柳宝诒医案 （清）柳宝诒　人民卫生出版社 1964 年版

崇实堂医案 （清）姚龙光　三三医书本

雪雅堂医案 （清）张士骧　绍兴医药学报社铅印本

余听鸿医案 （清）余景和　海虞寄舫铅印本

医案摘奇 （清）傅松元　1930 年太仓傅氏学古堂铅印本

萧评郭敬三医案 （清）郭敬三撰　萧尚之编　1944 年泸县嘉明镇正光石印局本

醉花窗医案 （清）王堉　山西科学技术出版社 1985 年版

曹沧洲医案 （清）曹沧洲　柳氏藏本（抄本）

鲁峰医案 （清）鲁峰　清抄本

沈氏医案 （清）沈鲁珍　珍本医书集成本

也是山人医案 （清）也是山人（待考）　珍本医书集成本

孟河费绳甫先生医案 （清）费承祖　市三南本

阮氏医案 （清）阮怀清　抄本（孤本）1921 年